U0121136

汉竹编著・健康爱家系列

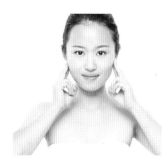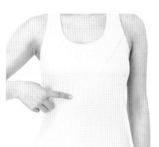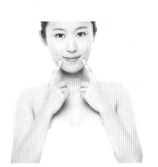

# 经络穴位按摩大全

查炜　主编

方法一：

手机微信扫二维码，
获取附赠经络穴位按摩视频。

方法二：

短信发送 835477 至 **15811008811**，
获取附赠经络穴位按摩视频。

江苏凤凰科学技术出版社

全国百佳图书出版单位

・南京・

主编：查 炜

编委：邵永红 丁志刚 沈 甜

ST10　水突　天鼎
LI17
气舍
ST11
天突
ST13　KI27　俞府　　　　RN22　璇玑
RN21　或中
KI26　华盖　库房
RN20
ST15　KI25　紫宫　神藏　　　周荣
RN19　　　　胸乡
RN18
ST16　KI24　玉堂　灵墟
乳中　天溪　　天泉
膺窗　胸乡　　天府
ST17　KI23　膻中　神封　　　　　侠白
PC1　　RN17
乳根　天池
食窦
KI22　中庭　步廊
ST18　RN16
RN15
鸠尾
RN14　巨阙　幽门　期门　　大包
LR14
ST19　KI21　RN13　不容　　手五里
ST20　上脘　通谷　承满日月
GB24　KI20　RN12　梁门　腹哀　曲泽
ST21　中脘　阴都　　　　曲池
KI19　　　　关门　　尺泽
ST22　KI18　RN11　石关　章门　手三里
ST23　KI17　下脘　商曲　太乙　上廉
RN10　　　　滑肉门　下廉
ST24　RN9　水分　　　大横　孔最
SP15　ST25　KI16　神阙肓俞
RN8　　天枢
ST26　KI15　阴交中注　外陵　腹结
SP14
RN6　气海　四满　大巨　郄门
ST27　KI14　石门　气穴　水道　间使
GB27　ST28　KI13　RN5　关元　五枢　内关
GB28　ST29　KI12　RN4　大赫　归来　维道　列缺
SP13　　　　　　　　府舍　居髎
SP12　ST30　KI11　RN3　中极　横骨　冲门　大陵　经渠
曲骨　　　　　　　　　　　太渊
RN2
LR12　　急脉　　　　　　　鱼际
LR11　　月廉
LR10　　足五里　　　　　劳宫

# 前言

　　经络是一门学问，不仅讲述了人体内部联系和运行规律，更是我们取穴治病的主要依据。

　　本书从常见疾病的按摩方法讲起，将疾病与取穴融合在一起，为读者提供了快速可查的特效按摩方法。另外，本书介绍的经络穴位涵盖了十二正经、任督二脉、经外奇穴，弥补了市面上很多图书取穴不足的缺点。从基本的循行路线入手，再详细为大家分析经络上每个穴位的位置、取穴方式、对症治病以及特效按摩方法。您可以在人体骨骼图上精准定位，也可通过真人演示图放心按摩，解决了读者难以判断位置的困惑。人体骨骼图和真人演示图单独成页，老年读者不戴老花镜也一样能精准取穴。

　　本书取穴为推拿按摩而设，按摩以手或辅以按摩棒，手指之粗，对于纤细如发之毫针来说，不止百信于信，故穴略偏差，按之以手，仍中其穴，故读者不必拘泥所谓标准取穴法。当然，本书尽可能坚持科学准确的介绍诸穴定位，有些穴位为了您快速取穴，可能做了一些变通，但较之于标准的方法，简便许多，同样有效！

　　该书不是一本简单的取穴书，希望我们为您提供的，不仅是您需要的，更是让您意想不到的。

# 目录

听宫
天容
天宗
小海
少泽

巨骨
手五里
曲池
阳溪

## 第二章

**手太阴肺经：气息通畅的总管···　36**

## 第三章

**手阳明大肠经：
人体淋巴系统的保护神··········　44**

# 第四章

## 足阳明胃经：人体的后天之本… 56

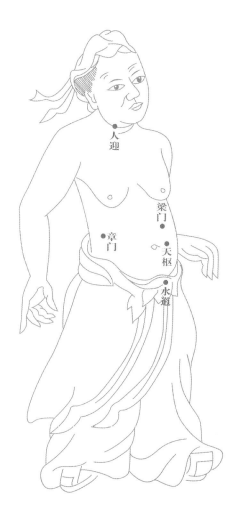

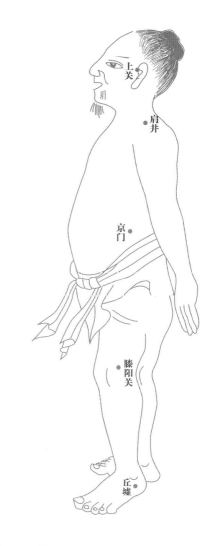

# 第七章

## 手太阳小肠经：
## 反映心脏能力的镜子…………… 104

# 第八章

## 足太阳膀胱经：
## 通达人体全身的水道…………… 116

# 第九章

## 足少阴肾经：人体健康的根本… 148

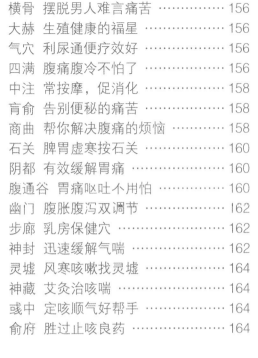
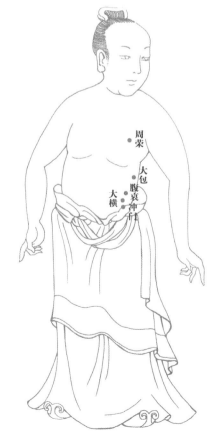

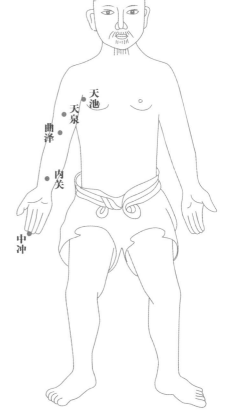

# 第十二章

## 足少阳胆经：
## 具有神奇养生功用的经脉········· 188

# 第十三章

## 足厥阴肝经：修身养性的关键···212

# 第十四章

# 第十五章

# 第十六章

**经外奇穴：
对症治疗，效果神奇**············· 244

**附录**················· 264

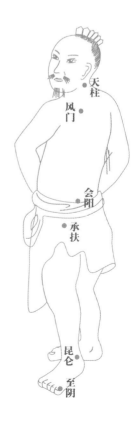

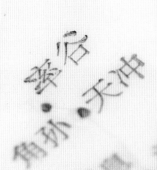

DU21　DU22　DU23

五处　承光　通天

临泣　目窗　正营

本神

头维

颔厌

悬颅

悬厘　曲鬓

攒竹

阳白　丝竹空

角孙　天冲

# 第一章

# 60 种常见疾病的特效按摩法

面对越来越多的疾病，我们必须学会自我防护。按摩历史悠久，简便易行，深受老百姓喜爱。因此，本章我们选取了适合按摩防治的60种常见病、多发病，希望通过简便易行的按摩方法，帮助患者减轻病痛。

# 糖尿病

【**典型症状**】多尿、多饮、多食、消瘦。

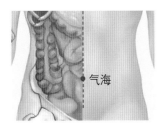

①用食指、中指、无名指轻轻按摩气海2分钟,以产生酸胀感为宜。

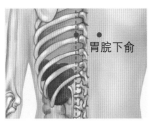

②用健康槌轻轻叩击胃脘下俞2分钟。

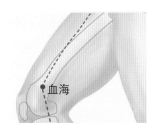

③用拇指指腹均衡用力按压血海1分钟,配合呼吸,效果更好。

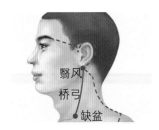

④用拇指指腹自上向下推桥弓(翳风与缺盆的连线)10~20次,左右交替进行。

# 高血压

【**典型症状**】头疼、眩晕、耳鸣、心悸。

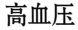
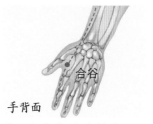

①用拇指指腹点按合谷30次,力度稍重。

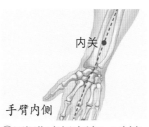

②用拇指点揉内关3~5分钟,力度适中。

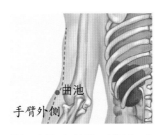

③用食指中节按压曲池3分钟,力度稍重。

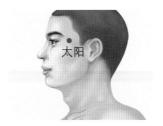

④用双手掌根按揉两侧太阳,顺时针方向、逆时针方向各1分钟。

# 高脂血症

【**典型症状**】神疲乏力、失眠健忘、胸闷心悸。

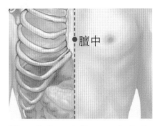

①用食指、中指、无名指指腹按揉膻中50次。

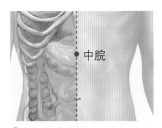

②用拇指指端轻轻按压中脘20次。

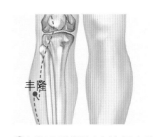

③用拇指指端用力按揉丰隆2分钟。

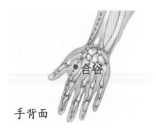

④用拇指指腹点按合谷30次,力度稍重。

# 冠心病

【典型症状】胸痛憋闷、心悸气短、脉搏不齐。

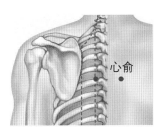

①以健康槌叩击心俞2分钟，以产生酸胀感为宜。

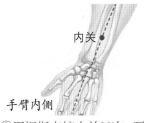

②用拇指点按内关30次，两手交替进行，力度适中。

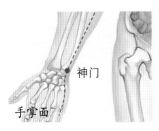

③用拇指和食指揉捏神门3~5分钟，两手交替进行，力度适中。

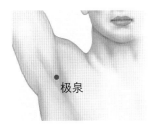

④用拇指按压极泉1分钟，其余四指扶住腋窝后方的肩膀。

# 脂肪肝

【典型症状】消化不良、肝区隐痛、神疲乏力。

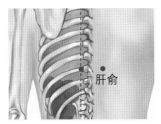

①用双手的拇指同时按压两侧肝俞20次，可边按边转圈。

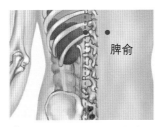

②用双手的拇指同时按压两侧脾俞20次，可边按边转圈。

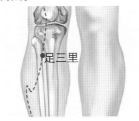

③用拇指指腹重力按压足三里1~3分钟。

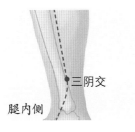

④用拇指指腹均匀地按压三阴交2分钟。

# 慢性胆囊炎

【典型症状】消化不良、胆囊绞痛。

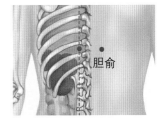

①用拇指指腹按揉胆俞1~3分钟。

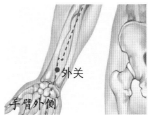

②用拇指点按外关20次，力度适中。

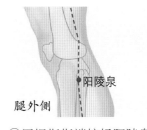

③用拇指指端按揉阳陵泉100次，力度稍重。

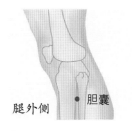

④用拇指指端按揉胆囊3分钟，用力均衡。

# 更年期综合征

【典型症状】潮红、自汗、多食、焦虑。

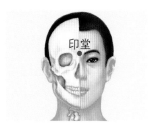

①用食指指腹沿印堂向上推,反复做1分钟。

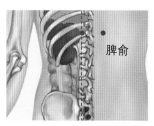

②双手拇指用力按住脾俞,稍等片刻再猛然放开,反复做1分钟。

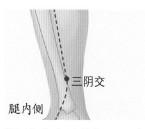

③用拇指指腹按揉三阴交1分钟,适当用力。

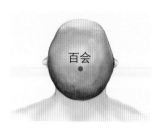

④用中间三指的指端叩击百会2~3分钟。

# 中风后遗症

【典型症状】半边瘫痪、感觉减退、半边麻木。

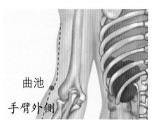

①用拇指指腹按揉患侧曲池100次。

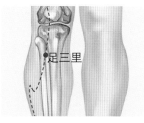

②用拇指点揉足三里1分钟,力度稍重。

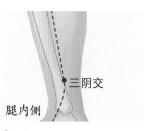

③用拇指点揉三阴交1分钟,力度适中。

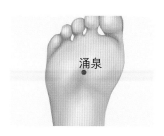

④用四指反复搓擦涌泉3分钟至脚心发热。

# 白内障

【典型症状】视物模糊、视物重影、视物变形。

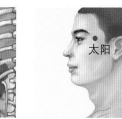

①双手食指弯曲,从内向外抹刮眉弓至太阳,重复2分钟。

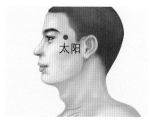

②中指和无名指并拢,用二指的指腹按揉两侧太阳2分钟。

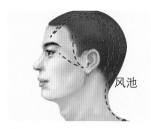

③用双手拇指按揉风池2分钟,力度以酸胀透遍全身为宜。

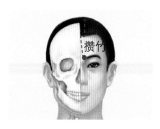

④用双手食指按压攒竹30次,力度宜轻。

# 头痛

【**典型症状**】头部疼痛、有重压感、面红多汗。

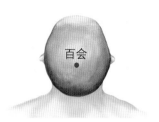

①用食指指腹适当用力按揉百会1分钟。

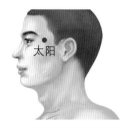

②用双手的指腹按揉两侧太阳1分钟。

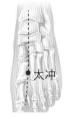

③用拇指指腹点按太冲1分钟,力度适中。

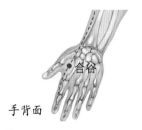

④用拇指和食指夹住合谷,用力按揉1分钟。

# 耳鸣

【**典型症状**】耳聋、眩晕、头痛。

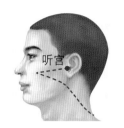

①用双手中指指腹按压听宫1分钟。

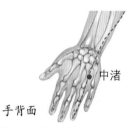

②用拇指和食指揉捏中渚1分钟。

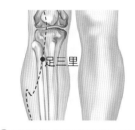

③用拇指指腹按压足三里20~30次,力度稍重。

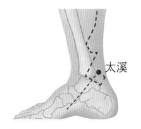

④用拇指指腹按压太溪10~15次,力度稍重。

# 头晕

【**典型症状**】头昏脑涨、头重脚轻、视物旋转。

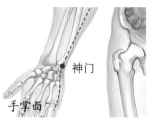

①用拇指按揉神门2分钟,力度适中。

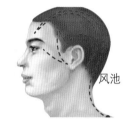

②用双手拇指指端按揉风池1~2分钟,用力适中。

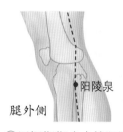

③用拇指指尖点按阳陵泉,双侧各按摩20次。

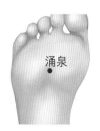

④用手掌反复搓擦涌泉3分钟,直至脚心发热。

# 胸闷

【典型症状】呼吸费力、气不够用、全身乏力。

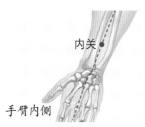

①用拇指指腹按揉内关20~30次。

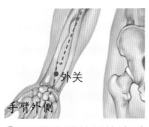

②用拇指指腹按压外关2分钟，力度适中。

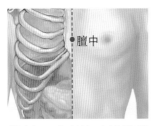

③中间三指并拢，用指腹按压膻中，力度要轻，直至胸闷缓解。

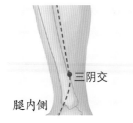

④用拇指指腹按揉三阴交2分钟，左右交替进行，力度适中。

# 心悸

【典型症状】心悸心慌、时作时息、善惊易恐、坐卧不安。

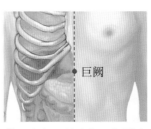

①用大鱼际从腹部巨阙处向下轻轻推摩30次。

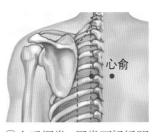

②右手握拳，用拳面轻轻叩击心俞1~3分钟。

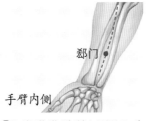

③用拇指指腹按压郄门3分钟，力度适中。

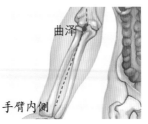

④用拇指按压曲泽30次，力度适中。

# 失眠

【典型症状】入睡困难、不能熟睡、多梦早醒。

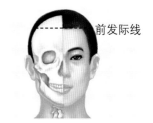

①双手五指张开，从前发际至后发际反复拿捏10次。

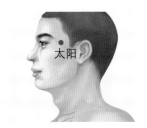

②双手食指弯曲，抹刮眉弓至太阳2分钟。

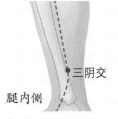

③用拇指揉按三阴交2分钟，两侧可同时进行。

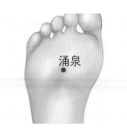

④用小鱼际擦热涌泉2分钟，力度稍重。

# 牙痛

【典型症状】牙龈红肿、颌面疼痛、口渴口臭。

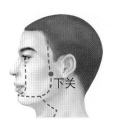

①用食指指腹按揉下关2分钟。

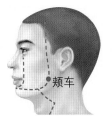

②用食指指腹按揉颊车2分钟。

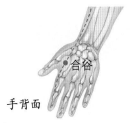

③用拇指用力按压合谷1分钟。

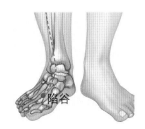

④用拇指指端按揉陷谷1~2分钟，力度稍重。

# 感冒

【典型症状】喷嚏、鼻塞、流涕、咽痛。

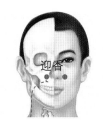

①双手食指置于迎香处，上下搓擦1分钟，直至用鼻呼吸通畅。

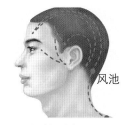

②双手抱拢头部，用双手拇指在颈后的风池处揉捻1分钟。

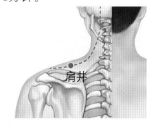

③用右手中间三指按揉左侧肩井1分钟，然后左手按右侧肩井，力度宜重。

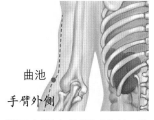

④用食指中节叩压曲池1分钟，力度稍大，双侧交替进行。

# 咳嗽

【典型症状】咳痰、气喘。

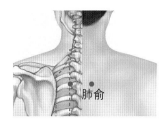

①用中指端按揉肺俞1分钟，力度适中。

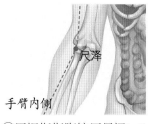

②用拇指指腹按压尺泽1~3分钟，力度适中。

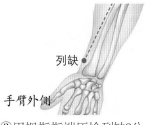

③用拇指指端压捻列缺2分钟，逐渐加力。

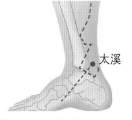

④用拇指指腹按压太溪10~15次，力度适中。

# 哮喘

【典型症状】咳嗽、喘息、胸闷、咳痰。

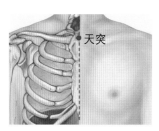

①用食指和中指轻轻按压天突1~2分钟。

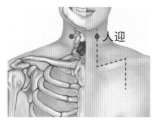

②用拇指和食指同时按压两侧人迎1~3分钟。

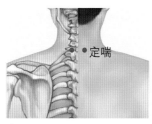

③哮喘急性发作时，用拇指指端重按定喘30~50次。

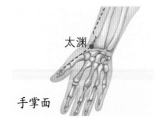

④用拇指指腹按压太渊1~3分钟。

# 咽喉肿痛

【典型症状】赤肿疼痛、吞咽困难、舌红苔黄。

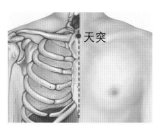

①用食指按压天突3分钟，力度以感到酸胀为宜。

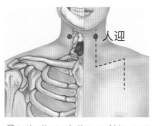

②用拇指和食指同时按压两侧的人迎1~3分钟。

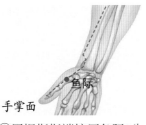

③用拇指指端按压鱼际3分钟，力度适中。

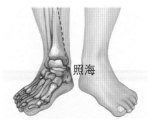

④用拇指指端点揉照海3分钟，力度以产生酸胀感为宜。

# 慢性咽炎

【典型症状】咽部不适、干咳恶心、白色痰液。

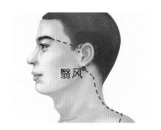

①双手食指同时按压翳风1分钟，力度较轻。

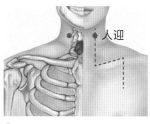

②用拇指和食指的同时按压两侧的人迎1分钟。

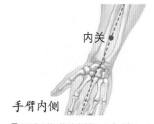

③用拇指指端按压内关1~3分钟，适当用力。

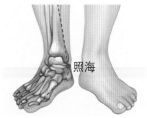

④用拇指指端点按照海50~100次，力度以局部酸胀为宜。

# 肺炎

【典型症状】呼吸急促、持久干咳、单边胸痛。

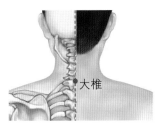

①用拇指按揉大椎1分钟，力度要轻。

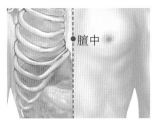

②用中间三指的指腹轻轻按压膻中1分钟。

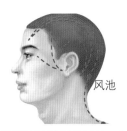

③用两手拇指抵住风池，左右同时按压1~3分钟。

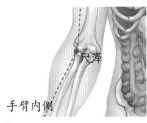

手臂内侧

④用拇指指端按揉尺泽3分钟，力度适中。

# 慢性支气管炎

【典型症状】终年咳嗽、咳痰不停、冬秋加剧。

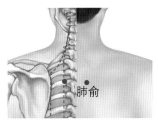

①用拇指按揉肺俞3分钟，力度适中。

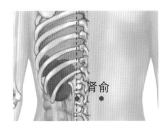

②用双手拇指点按肾俞30次，力度适中。

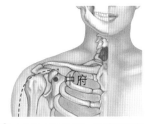

③中间三指并拢，轻轻按揉中府2~3分钟。

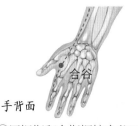

手背面

④用拇指和食指捏按合谷30次，适当加力。

# 过敏性鼻炎

【典型症状】喷嚏、鼻痒、流涕、鼻塞。

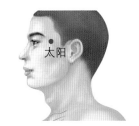

①用食指指腹按揉太阳2分钟。

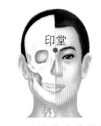

②用双手中指指腹交替推上印堂100次。

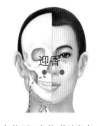

③用食指和中指指端上下推擦迎香2分钟。

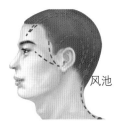

④双手拇指按揉风池2分钟。

# 慢性鼻炎

【典型症状】鼻塞、多涕。

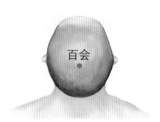

①用食指指腹顺时针揉百会1分钟。

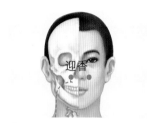

②用双手食指同时按压迎香1分钟。

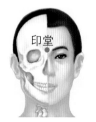

③用食指指腹按压印堂1分钟，力度要轻。

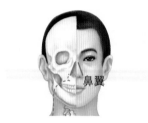

④用食指和中指指腹推擦两侧鼻翼100次。

# 打嗝

【典型症状】持续、反复打嗝。

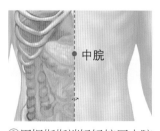

①用拇指指端轻轻按压中脘20次。

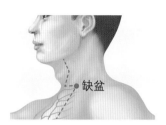

②用食指指腹按揉对侧缺盆1~3分钟。

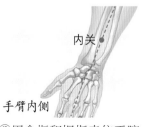

③用食指和拇指夹住手腕的内关，掐按3分钟。

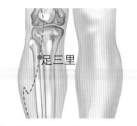

④用拇指指腹按压足三里1~3分钟。

# 恶心、呕吐

【典型症状】皮肤苍白、出汗流涎、两眼发黑。

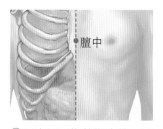

①用中间三指的指腹推下膻中100次。

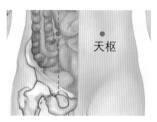

②用拇指指腹按揉天枢1分钟，适当用力。

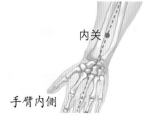

③用拇指指端掐按内关20次，力度适中。

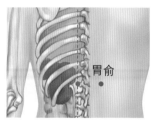

④用拇指指端按压胃俞20次。

# 腹泻

【典型症状】发热、腹痛、腹胀、呕吐。

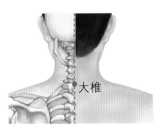

①用拇指指腹按揉大椎20次，其余四指置于脖间，力度要轻。

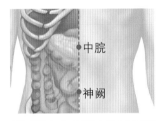

②用掌心在中脘穴和神阙周围揉摩1~3分钟，直至腹部发热。

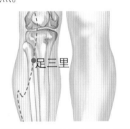

③用拇指指腹按压足三里20次，力度稍重。

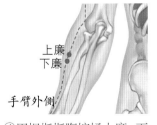

④用拇指指腹按揉上廉、下廉1~3分钟。

# 肠鸣、腹胀

【典型症状】嗳气、呕吐、便秘、矢气。

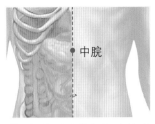

①用拇指或中指轻轻点按中脘1分钟。

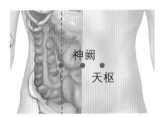

②用掌心按摩神阙、天枢，直至腹部发热。

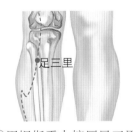

③用拇指重力按压足三里20次。

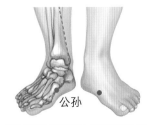

④用拇指指腹按揉两侧公孙100次，两侧可同时进行。

# 便秘

【典型症状】粪质干燥、排出困难、次数减少。

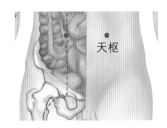

①用拇指指腹按揉天枢1分钟，可两侧同时按压。

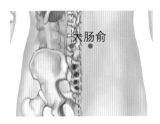

②用双手拇指点按大肠俞20次，力度适中。

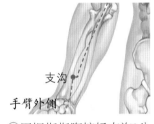

③用拇指指腹按揉支沟1分钟，以产生酸胀感为宜，双手交替进行。

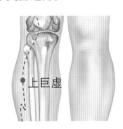

④用拇指略微用力按压上巨虚，以略感疼痛为佳，按住5秒后松开，反复10次。

# 痔疮

【典型症状】无痛性便血。痔块脱垂时,可有胀痛。

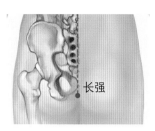

①用中指指端按揉长强3分钟。

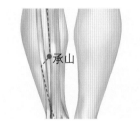

②取跪姿,将拳头放在承山的位置,然后用大腿夹紧,刺激3~5分钟。

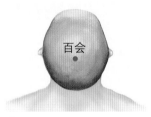

③用食指和中指指端按揉百会约3分钟。

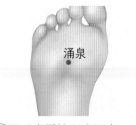

④用手掌搓擦足底涌泉3~5分钟,直至脚心发热。

# 慢性胃炎

【典型症状】上腹隐痛、食欲减退、餐后饱胀。

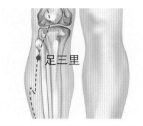

①用拇指指端按压足三里,左右各3分钟。

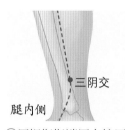

②用拇指指端用力按压三阴交,左右各3分钟。

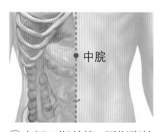

③中间三指并拢,用指腹按揉中脘3分钟。

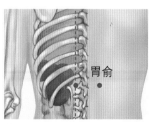

④双手拇指用力按压背部的胃俞10次。

# 胃下垂

【典型症状】胃痛、恶心、腹胀、嗳气。

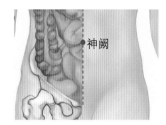

①两手掌相叠,自神阙向左上腹推抹100次。

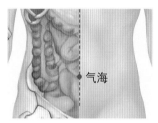

②中间三指并拢,用指腹按揉腹部气海1分钟。

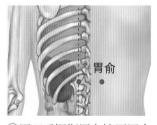

③用双手拇指用力按压胃俞20次。

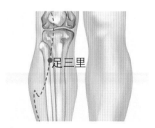

④用拇指按压两侧足三里各1分钟。

# 十二指肠溃疡

【**典型症状**】饥饿不适、饱胀嗳气、上腹疼痛。

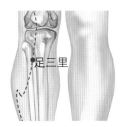

①用拇指指端重按足三里100次。

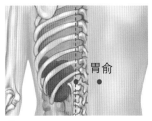

②双手拇指同时按压胃俞20次。

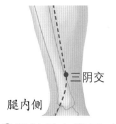

③拇指用力按压三阴交20次。

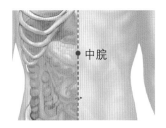

④用中间三指的指腹摩中脘2~3分钟。

# 神经衰弱

【**典型症状**】烦躁易怒、神疲乏力、睡眠障碍。

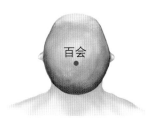

①用中指的指腹轻轻按压百会1分钟。

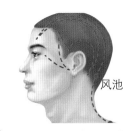

②用拇指和食指拿捏风池30次，力度适中。

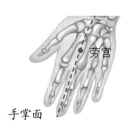

③用拇指指腹按揉劳宫3分钟，力度适中。

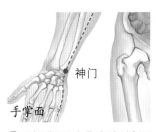

④用拇指和食指揉捏神门3分钟，力度适中。

# 坐骨神经痛

【**典型症状**】患侧疼痛、感觉减退、夜间加剧。

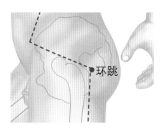

①用中间二指的指端按揉患侧环跳100次，用力稍重。

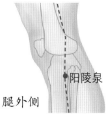

②用拇指用力点按阳陵泉100次。

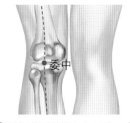

③用拇指点按委中30次，力度以可以耐受为度。

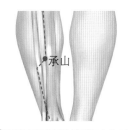

④用拇指指腹按揉承山100次，用力稍重。

# 面神经麻痹

【典型症状】面颊不灵、口
喎、眼裂扩大。

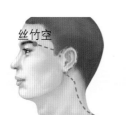

①用双手食指轻轻按揉丝竹
空1~3分钟。

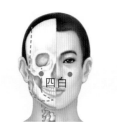

②用双手食指轻轻按压四白
1~3分钟。

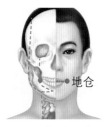

③用双手食指按揉地仓1~3
分钟。

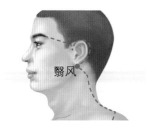

④用食指指腹轻轻揉按翳风
1~3分钟。

# 三叉神经痛

【典型症状】骤然发作、没
有先兆、多为一侧。

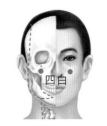

①用双手食指轻轻按揉四白
1分钟。

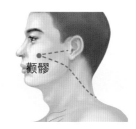

②用食指指腹轻轻按压颧髎
1~3分钟。

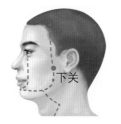

③用双手食指指腹按揉下关
1分钟，力度适中。

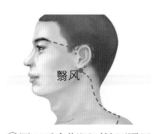

④用双手食指同时按压翳风
1分钟。

# 偏头痛

【典型症状】恶心、呕吐、畏
光、畏声。

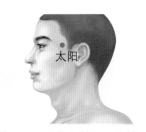

①用双手大鱼际按揉两侧太
阳1分钟。

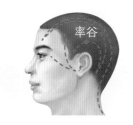

②用大鱼际向后推率谷
100次。

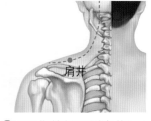

③用手指按揉同侧肩井3~5
分钟。

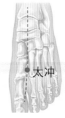

④用食指指腹按压太冲5次，
力度稍大。

# 皮肤瘙痒症

【典型症状】皮肤瘙痒、抓后留痕、色素沉着。

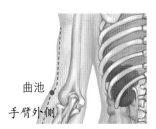

①用拇指指腹用力按压曲池3~5分钟。

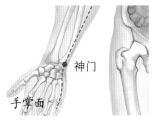

②用拇指指腹按揉神门2分钟。

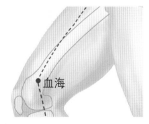

③用拇指指腹按揉血海100次。

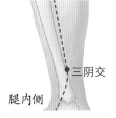

④用拇指掐按三阴交50次，力度稍大。

# 湿疹

【典型症状】成片红斑、密集丘疹、甚至水疱。

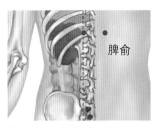

①用双子拇指按压脾俞1~3分钟，力度适中。

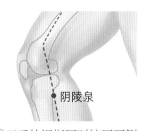

②双手的拇指同时按压两侧的阴陵泉100次。

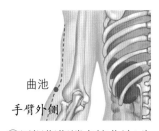

③用拇指指端点按曲池1分钟，力度稍大。

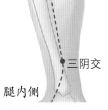

④用拇指用力按揉三阴交1分钟，两侧可同时进行。

# 痤疮

【典型症状】粉刺、丘疹、脓疱。

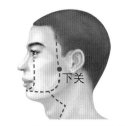

①用双手食指指腹轻轻按揉下关1分钟。

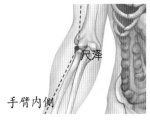

②用拇指指腹按揉尺泽100次。

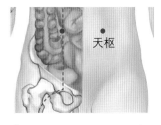

③用双手的拇指指腹同时按揉两侧天枢1分钟。

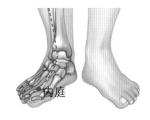

④用拇指指腹重力按压内庭1~3分钟。

# 荨麻疹

【**典型症状**】风疹块发痒、此起彼伏、伴麻刺感、全身不适。

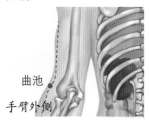

①用拇指指端按揉曲池2~3分钟。

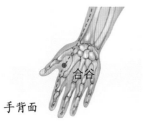

②用拇指和食指夹住合谷，用力按揉1~3分钟。

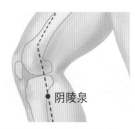

③用拇指指腹按压阴陵泉20次，力度适中。

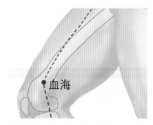

④用拇指指腹按揉血海100~300次。

# 黄褐斑

【**典型症状**】枯暗无泽、表面光滑、无痛无痒。

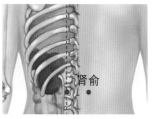

①用双手的拇指指端按压肾俞20次。

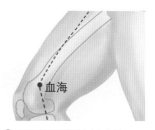

②用拇指指腹按压血海1~3分钟。

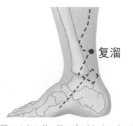

③用拇指指腹按揉复溜1分钟。

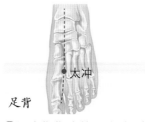

④用食指指腹按压太冲1分钟，力度稍大。

# 颈椎病

【**典型症状**】颈部僵硬、手臂酸痛、或伴头晕。

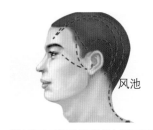

①用两手拇指同时按揉两侧风池1~3分钟，力度以全身酸透为宜。

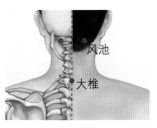

②用拇指和食指沿风池穴向下拿捏至大椎，约1分钟。

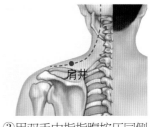

③用双手中指指腹按压同侧肩井，由轻到重按压10次。

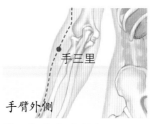

④用拇指指腹按揉手三里1~3分钟。

# 腰椎间盘突出症

【典型症状】腰腿疼痛、下肢麻木、下肢发凉。

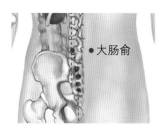

①用双手拇指分别按压两侧的大肠俞20次。

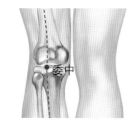

②用拇指点按委中30次,力度以可以耐受为度。

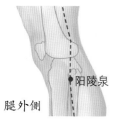

③用拇指点按阳陵泉30次,力度适中。

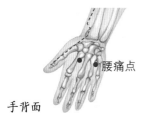

④疼痛发作时,用拇指揉按手背的腰痛点3分钟。

# 急性腰扭伤

【典型症状】腰部僵硬、疼痛剧烈、不能活动。

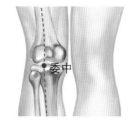

①用拇指点按委中30次,力度以能够耐受为度。

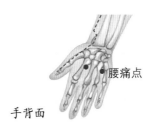

②用拇指揉按手背的腰痛点3分钟。

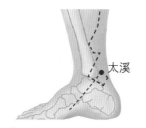

③用拇指、中指和食指指腹同时拿捏太溪和昆仑(见32页)30次,力度要重。

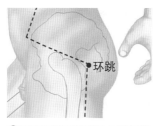

④用双手拇指指腹点按环跳3分钟。

# 肩周炎

【典型症状】肩部疼痛、活动受限、患侧怕冷。

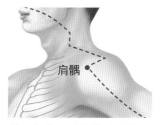

①用食指和中指指腹点按肩髃30次,力度适中。

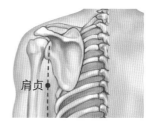

②用食指和中指指腹点按肩贞30次,力度适中。

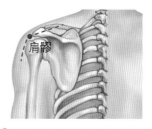

③食指和中指并拢,用二指指腹点按肩髎30次。

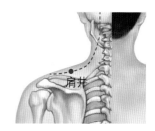

④用中指指腹揉按肩井3分钟。

# 腰肌劳损

【典型症状】腰部疼痛、时轻时重、缠绵不愈。

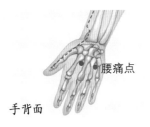

手背面

①用拇指指端按揉手背第4、第5掌骨间的腰痛点，左右各30次。

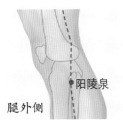

腿外侧

②用拇指指端点按阳陵泉，双侧各按摩20次。

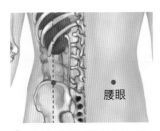

③用双手拇指点压腰眼1分钟。

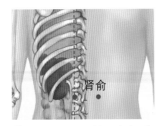

④双手五指并拢，掌根自上而下反复斜擦两侧肾俞30~50次。

# 小腿抽筋

【典型症状】肌肉强直、疼痛骤作。

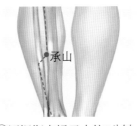

①用拇指点揉承山约2分钟，以有酸胀感为宜。

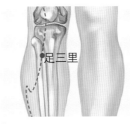

②用拇指点按足三里30次，力度稍重，两侧可同时进行。

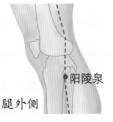

腿外侧

③用拇指顺时针方向按揉阳陵泉1分钟，力度适中。

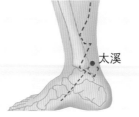

④以拇指与食中指相对用力拿捏腓肠肌至跟腱太溪、昆仑（见本页）处，重复3~5遍。

# 足跟痛

【典型症状】足跟疼痛、不红不肿、行走不便。

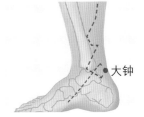

①用拇指点按大钟50次，力度适中。

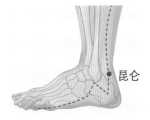

②以拇指与食中指相对用力，同时拿捏昆仑、太溪（见本页）1~2分钟。

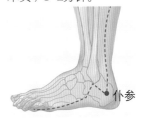

③用拇指指端点按仆参1~2分钟。

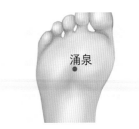

④用拇指指腹从涌泉向足趾方向推行6~8次。

# 类风湿性关节炎

【典型症状】关节疼痛、僵硬肿大、手足麻木。

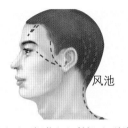

①用两手拇指同时按压两侧风池1~3分钟。

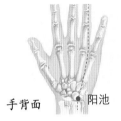

手背面　阳池

②用拇指指腹按揉阳池1分钟，力度适中。

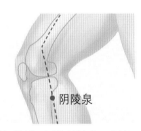

阴陵泉

③用拇指点按阴陵泉1分钟，力度适中。

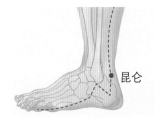

昆仑

④用拇指指尖按压昆仑3分钟。

# 阳痿

【典型症状】不能勃起、焦虑急躁、身心疲劳。

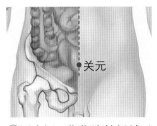

关元

①用中间三指指腹按揉关元150次，动作轻柔。

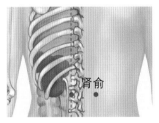

肾俞

②用双手拇指指端按压两侧肾俞100次。

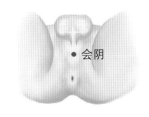

会阴

③用拇指指端重力按压会阴10次。

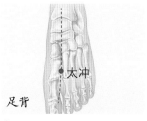

太冲

足背

④用拇指指端重力按压太冲30次。

# 早泄

【典型症状】五心烦热、腰膝酸软、阴茎易勃。

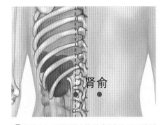

肾俞

①用双手拇指指端按压两侧肾俞50次。

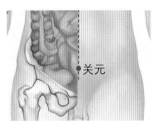

关元

②用拇指点按关元30次，力度适中。

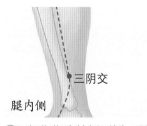

三阴交

腿内侧

③用拇指指腹按揉两侧三阴交50次。

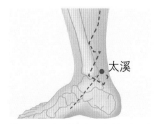

太溪

④用拇指指腹刮按太溪3分钟。

# 前列腺疾病

【典型症状】排尿不适、性欲减退、头晕乏力。

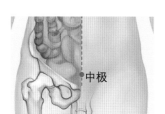

①用双手中指同时按压中极1分钟。

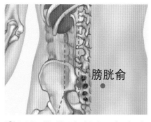

②用拇指指腹按揉膀胱俞1~2分钟。

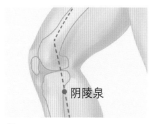

③用拇指指腹按揉阴陵泉1分钟。

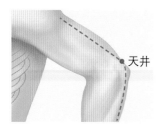

④以中指指端勾点天井30~50次。

# 遗精

【典型症状】精液外泄、精神委靡、头晕耳鸣。

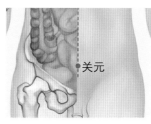

①用中间三指指腹摩揉关元3~5分钟。

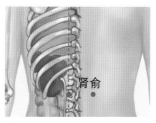

②用双手拇指指端按压肾俞20次。

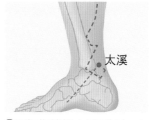

③用拇指按揉太溪2分钟,力度适中。

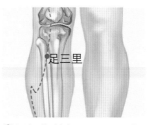

④用拇指按揉足三里20次,力度稍大。

# 乳腺增生

【典型症状】乳房肿胀、乳腺肿块、伴有疼痛。

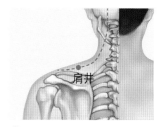

①用拇指和其余四指拿捏肩井处肌肉30次。

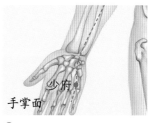

②用拇指指腹按揉少府3~5分钟。

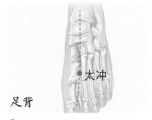

③用食指指端按揉太冲30次,用力略重。

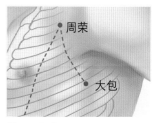

④用中指指端勾点大包50~100次,用力稍重。

# 月经不调

【典型症状】周期异常、出血量少、痛经、抑郁。

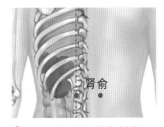

①用两手叉腰，拇指按揉两侧肾俞1分钟。

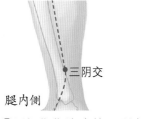

②用拇指指腹点按三阴交1分钟。

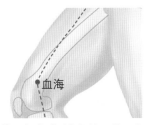

③用拇指指端点按血海1分钟，力度要均衡。

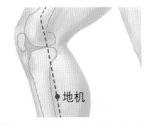

④用拇指指腹按揉地机1分钟，力度适中。

# 痛经

【典型症状】腰部疼痛、痛及腰骶、手足厥冷。

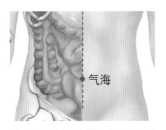

①中间三指并拢，用手掌顺时针方向在气海按摩30圈。

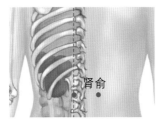

②双手叉腰，用拇指点压两侧肾俞1分钟。

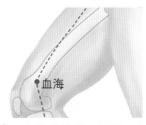

③用拇指指腹按压血海2分钟，力度适中。

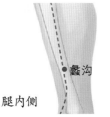

④以拇指指端用力点按蠡沟20次。

# 闭经

【典型症状】经少色淡、初潮较迟、面色无华。

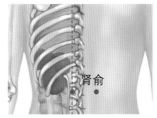

①双手叉腰，用拇指点压肾俞20次。

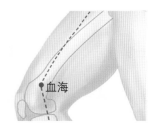

②用拇指指腹用力均衡地按压血海20次。

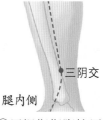

③用拇指指腹按压三阴交20次。

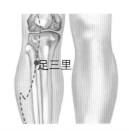

④用拇指指腹按揉足三里50次。

# 第二章
# 手太阴肺经：气息通畅的总管

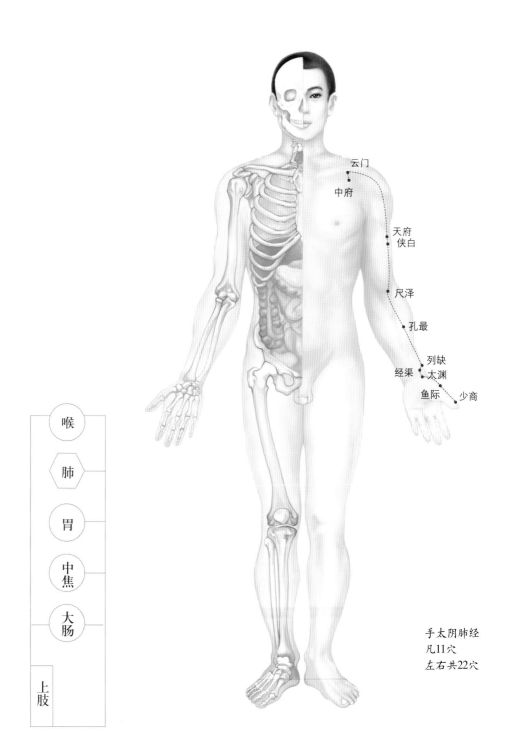

云门
中府
天府
侠白
尺泽
孔最
列缺
经渠　太渊
鱼际　少商

喉
肺
胃
中焦
大肠

上肢

手太阴肺经
凡11穴
左右共22穴

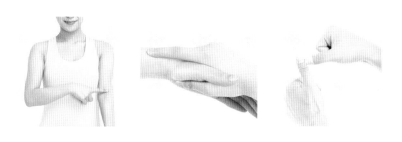

# 保养肺经的最佳方法和时间

肺经位于上肢内侧，平常看电视、等车等空闲时间都可以用手掌拍一拍该经所循行的位置。因为人的肺气永远都不会多，只会变少。但拍打时力度宜轻，因为轻度拍打是补气，而用力过重的话，就会"泻"气。因此，每次轻轻拍打1~3分钟即可。

《黄帝内经》中说，寅时（3：00~5：00）经脉气血循行流注至肺经，肺有病的人经常会在此时醒来，这是气血不足的表现。此时按摩保养肺经最好，但此时正是睡眠时间。因此，可从同名经上找，也就是上午9：00~11：00足太阴脾经当令的时段，对肺经和脾经进行按摩。

### 禁忌

拍打该经循行部位时，不可用力过度。尽量不要选择在寅时拍打或按摩，以免影响睡眠质量，反而造成精力下降。

# 肺经上潜伏的疾病

肺经和肺、大肠、喉咙等器官联系密切，肺经畅通，也就保证了这些相关器官的功能正常。当肺经异常不通时，人的身体会出现以下疾病：

经络症：沿肺经所过部位的肿痛、麻木、发冷、酸胀等异常感觉，一般出现在锁骨上窝、上臂、前臂内侧上缘，也就是拇指方向。

脏腑症：肺脏本身异常会出现咳嗽气喘、气短、胸部胀痛等症状。又因肺与口鼻相通，所以也会出现鼻塞、感冒、流涕、伤风怕冷等症状。

情志病：肺经经气异常易导致情绪异常。肺气虚时，会产生伤心、自卑、心理压力大等情绪；肺气过盛时，则会产生自负、狂妄的情绪。

皮肤病：肺经与皮肤关系密切，肺经经气异常可导致皮肤改变，如过敏性皮肤病、色斑、无光泽等。

# 肺经腧穴

## 中府 胸闷咳嗽中府收

中，指中焦；府，处所。肺经起于中焦，是中焦脾胃之气聚汇肺经之处。

【主　　治】宣肺止咳。主治肺炎、哮喘、胸痛、肺结核、支气管扩张。

【部　　位】在胸部，横平第1肋间隙，锁骨下窝外侧，前正中线旁开6寸。

【快速取穴】正立，双手叉腰，锁骨外侧端下方有一凹陷，该处再向下1横指即是。

【特效按摩】咳嗽不止时，点按中府和肺俞（见124页）各200次，有即时止咳的功效。每天坚持按摩，可强化淋巴循环，减轻胸闷、肩背痛。

## 云门 胸痛肩痛全拿下

云，云雾，指肺气；门，门户。穴在胸上部，如肺气出入的门户。

【主　　治】理气止痛。主治咳嗽、气喘、胸痛、肩痛、肩关节内侧痛等。

【部　　位】在胸部，锁骨下窝凹陷中，肩胛骨喙突内缘，前正中线旁开6寸。

【快速取穴】正立，双手叉腰，锁骨外侧端下方的三角形凹陷处即是。

【特效按摩】每天早晚用中指指腹点揉云门1~3分钟，坚持按摩，可远离咳嗽痰多症状。云门还可辅助降压，高血压患者可常按揉。

## 天府 鼻炎的克星

天，天空，指上而言；府，处所。本穴是肺气聚集之处。

【主　　治】止咳化痰。主治咳嗽、气喘、鼻塞、上臂内侧疼痛等。

【部　　位】在臂前部，腋前纹头下3寸，肱二头肌桡侧缘处。

【快速取穴】臂向前平举，俯头，鼻尖接触上臂内侧处即是。

【特效按摩】常用中指指腹揉按天府，每次左右各按1~3分钟，对鼻部有保健作用，可预防鼻塞、鼻炎等。

## 侠白 缓解肋间神经痛

侠，通"夹"；白，白色属肺。两臂下垂，本穴夹于肺之两旁。

【主　　治】宽胸和胃，宣肺理气。主治咳嗽、气喘、干呕、肋间神经痛。

【部　　位】在臂前部，腋前纹头下4寸，肱二头肌桡侧缘处。

【快速取穴】先找到天府（见本页），向下1横指处即是。

【特效按摩】常用中指指腹揉按侠白，每次左右各按1~3分钟，对肺有保健作用。精神极度衰弱时揉侠白3~5分钟，可很快安心宁神。

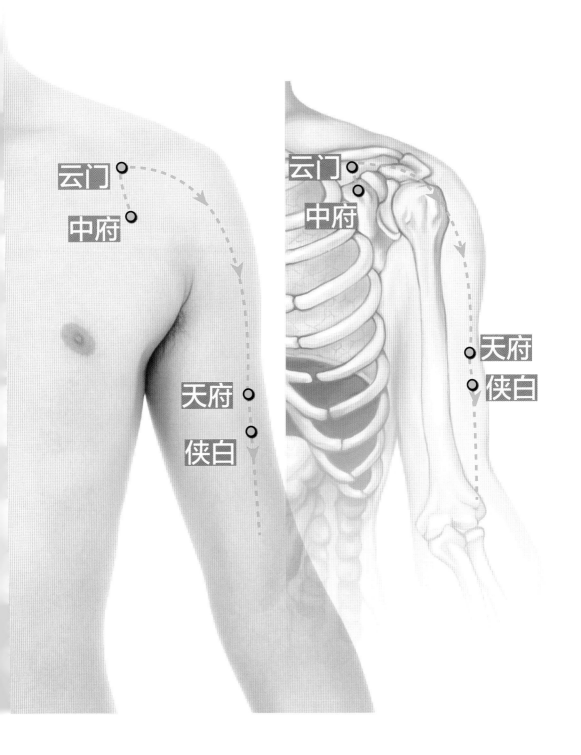

云门
中府

天府

侠白

云门
中府

天府
侠白

## 尺泽　清肺泻热

尺，指尺部（腕至肘之前臂）；泽，沼泽。穴在尺部肘窝陷中，脉气流注入此，如水注沼泽。

【主　　治】清泻肺热，通络止痛。主治气管炎、咳嗽、咳血、咽喉肿痛、过敏、湿疹、肘臂痉挛疼痛、膝关节疼痛。

【部　　位】在肘部，肘横纹上，肱二头肌腱桡侧缘凹陷中。

【快速取穴】屈肘时，触及肌腱，其外侧缘即是。

【特效按摩】弯曲拇指，以指腹按压，每次左右手各按压1~3分钟。坚持按摩可补益肺和肾，调节身体虚实。

## 孔最　咳血的特效穴

孔，孔隙；最，副词。意指本穴孔隙最深。

【主　　治】清热止血，润肺理气。主治气管炎、咳嗽、咳血、咽喉肿痛、肘臂痛、痔疮。

【部　　位】在前臂内侧面，腕掌侧远端横纹上7寸，尺泽（见本页）与太渊（见42页）连线上。

【快速取穴】手臂向前，仰掌向上，另手握住手臂中段处，拇指指甲垂直下压即是。

【特效按摩】用拇指指腹按压孔最1~3分钟，可防止咳血。

## 列缺　偏、正头痛都不怕

列，指陈列、裂开；缺，指缺口、空隙。古称闪电为列缺。穴在腕上之裂隙与衣袖之边缘处，所经之气常如闪电也。

【主　　治】止咳平喘，通络止痛，利水通淋。主治咳嗽气喘，偏、正头痛，咽喉痛，落枕。

【部　　位】腕掌侧远端横纹上1.5寸，拇短伸肌腱与拇长展肌腱之间。

【快速取穴】两手虎口相交，一手食指压另一手桡骨茎突上，食指指尖到达处即是。

【特效按摩】每天用食指指腹揉按列缺，每次1~3分钟，可治疗腱鞘炎、头痛等病症。

## 经渠　赶走咳嗽的困扰

经，经过；渠，沟渠。经脉通过的渠道。

【主　　治】宣肺平喘。主治咳嗽、气喘、咽喉肿痛、牙痛、无脉症。

【部　　位】在前臂内侧面，腕掌侧远端横纹上1寸，桡骨茎突与桡动脉之间。

【快速取穴】伸手，掌心向上，用一手给另一手把脉，中指所在位置即是。

【特效按摩】经常按揉经渠穴，可防治老年慢性支气管炎。

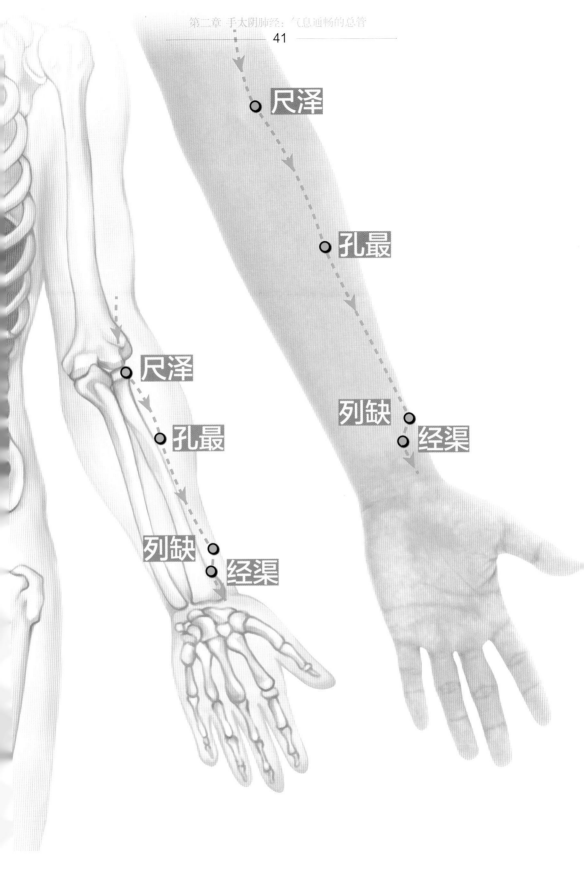

尺泽

孔最

列缺　经渠

尺泽

孔最

列缺　经渠

## 太渊 让气血通畅

太，高大与尊贵之意；渊，深水、深潭。太渊，口中津液名，意思是经气深如潭水。

【主　　治】通调血脉，止咳化痰。主治脉管炎、肺炎、心动过速、神经性皮炎。

【部　　位】在腕部，桡骨茎突与舟状骨之间，拇长展肌腱尺侧凹陷中。

【快速取穴】掌心向上，腕横纹外侧摸到桡动脉，其外侧即是。

【特效按摩】用拇指指腹用力点揉太渊3分钟，直至穴位处有酸胀感，能很快缓解咳喘。用拇指及指甲尖掐按太渊，每次1~3分钟，可预防心肺疾病。

## 鱼际 失声莫担心

鱼，指拇掌肌肉的形状；际，边际。手掌拇指侧肌肉肥厚，其形似鱼，穴位位于它的边际。

【主　　治】清热利咽。咳嗽、哮喘、咳血、发热、咽喉肿痛、失音、腹泻、拇指根部疼痛、心悸。

【部　　位】在手外侧，第1掌骨桡侧中点赤白肉际处。

【快速取穴】一手轻握另手手背，弯曲拇指，指尖垂直下按第1掌骨中点肉际处即是。

【特效按摩】每天早晚各按揉鱼际200次。按摩时用拇指指腹在鱼际处用力向下按压，并配合左右按揉，以有酸胀感为宜，可治痰热咳嗽。

## 少商 感冒咽痛不再烦

少，幼小、微小之意；商，古代五音之一，属金，属肺。少商，是商的高音，言为金气所止或为金气初生之处也。

【主　　治】泻热开窍，通利咽喉，苏厥开窍。咳嗽、咽喉肿痛、慢性咽炎、扁桃体炎、中风昏迷、小儿惊风、热病、中暑、感冒。

【部　　位】在手指，拇指末节桡侧，指甲根角侧上方0.1寸（指寸）。

【快速取穴】一手拇指伸直，另手拇、食指轻握，拇指弯曲掐按伸直的拇指指甲角边缘处即是。

【特效按摩】用指甲使劲掐一掐少商，可以减轻咽喉肿痛的症状。打嗝时，用拇指按压少商，以感觉酸痛为度，持续半分钟，即可止嗝。

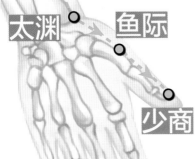

手太阴肺经

手阳明大肠经

足阳明胃经

足太阴脾经

手少阴心经

手太阳小肠经

足太阳膀胱经

足少阴肾经

手厥阴心包经

手少阳三焦经

足少阳胆经

足厥阴肝经

任脉

督脉

经外奇穴

# 第三章
# 手阳明大肠经：人体淋巴系统的保护神

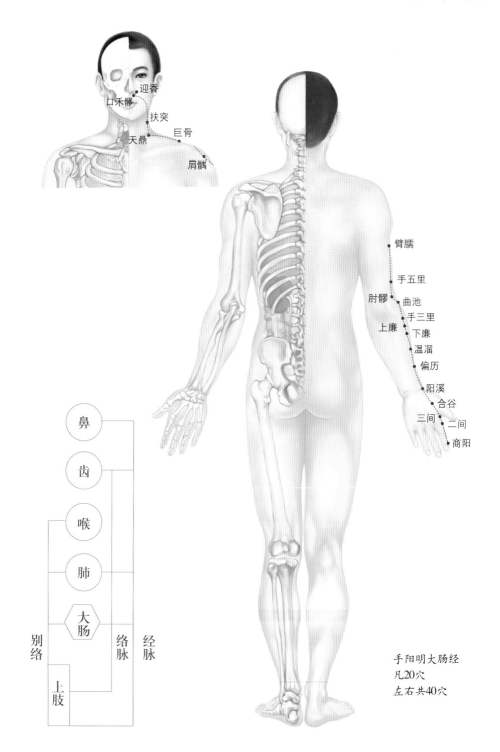

迎香

口禾髎

扶突

巨骨

天鼎

肩髃

臂臑

手五里

肘髎　曲池

手三里

上廉　下廉

温溜

偏历

阳溪

合谷

三间　二间

商阳

鼻

齿

喉

肺

大肠

别络　络脉　经脉

上肢

手阳明大肠经
凡20穴
左右共40穴

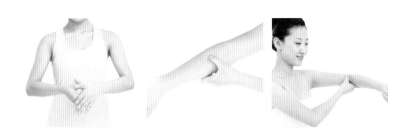

# 保养大肠经的最佳方法和时间

大肠经位于上肢外侧，可有效预防皮肤病。拍打刺激大肠经通便是保养大肠的最佳方法，应沿大肠经的循行路线拍打，每天拍打1次，每次12分钟左右，双手交替进行。也可采用刮痧的方法将大肠内瘀积的毒素刮出体外，尤其是二间、曲池等穴。

卯时（5:00~7:00）大肠蠕动，排出毒物渣滓。肺与大肠相表里。肺将充足的新鲜血液布满全身，紧接着促使大肠进入兴奋状态，完成吸收食物中的水分和营养、排出渣滓的过程。

清晨起床后最好养成排便的习惯。起床后先喝杯温开水，然后去卫生间把前一天积攒下来的废物排出体外。晨起一杯温水，也可稀释血液，有预防血栓形成的作用。

---
## 禁忌
---

孕妇不宜按摩合谷穴，更不可用针灸的方法。有文献记载，孕妇针刺合谷穴可能导致流产。

# 大肠经上潜伏的疾病

大肠经发生病变时，主要表现为以下疾病：

经络症：大肠经不畅，会导致食指、手背、上肢、后肩等经络循行部位的疼痛、酸、胀、麻等。

脏腑症：肠鸣腹痛、便秘、腹泻、脱肛等。大肠气绝则腹泻无度，大便失禁。

五官病：眼睛发黄、口发干、眼睛干涩、流涕或鼻出血、牙龈肿痛、咽喉肿痛等一系列症状。

亢进热证时症状：便秘、腹胀痛、头痛、肩与前臂部疼痛、指痛、体热、口干。

衰弱寒证时症状：便溏、腹泻、腹痛、眩晕、上肢无力、手足怕冷。

# 大肠经腧穴

## 商阳 调节肠胃功能

商，古代五音之一，属金；阳，阴阳之阳。大肠属金，在音为商；阳，指阳经，商阳为手阳明大肠经首穴。

【主　　治】清热解表，苏厥开窍。主治咽喉肿痛、昏厥、呕吐、扁桃体炎、便秘。

【部　　位】在食指末节桡侧，指甲根角侧上方0.1寸。

【快速取穴】食指末节指甲根角，靠拇指侧的位置。

【特效按摩】用双手刺激商阳，可调节肠胃功能，抑制由营养不平衡而导致的肥胖。

## 二间 腹胀找二间

二，第二；间，间隙，指穴。此为大肠经第二穴。

【主　　治】清热泻火，解表，利咽。主治牙痛、咽喉肿痛、鼻出血、目痛、腹胀。

【部　　位】在手指，第2掌指关节桡侧远端赤白肉际处。

【快速取穴】自然弯曲食指，第2掌指关节前缘，靠拇指侧，触之有凹陷处即是。

【特效按摩】在手上二间处刮痧，一般痧一出，可止鼻出血。

## 三间 止痛治痔疮

三，第三；间，间隙，指穴。此为大肠经第三穴。

【主　　治】泻热止痛，利咽。主治牙痛、咽喉肿痛、身热胸闷、痔疮、哮喘。

【部　　位】在手背，第2掌指关节桡侧近端凹陷中。

【快速取穴】微握拳，食指第2掌指关节后缘，触之有凹陷处即是。

【特效按摩】掐按可快速止痔疮疼痛。常用拇指指腹揉按此穴，每次1~3分钟，可调和脾胃，改善消化不良。

## 合谷 昏迷不用怕，合谷唤醒他

合，结合；谷，山谷。穴在第1、第2掌骨之间，局部呈山谷样四陷。

【主　　治】镇静止痛，疏经通络，清热解表。主治外感发热、头痛目眩、鼻塞、牙痛、便秘、月经不调、荨麻疹、昏迷、中风、三叉神经痛、过敏性鼻炎、咽喉肿痛、口腔溃疡、黄褐斑、高血压、高脂血症。

【部　　位】在手背，第1、第2掌骨之间，约平第2掌骨中点处。

【快速取穴】轻握拳，拇、食指指尖轻触，另手握拳外，拇指指腹垂直下压即是。

【特效按摩】用拇指掐捏患者合谷，持续2~3分钟，可缓解因中暑、中风、虚脱等导致的晕厥。

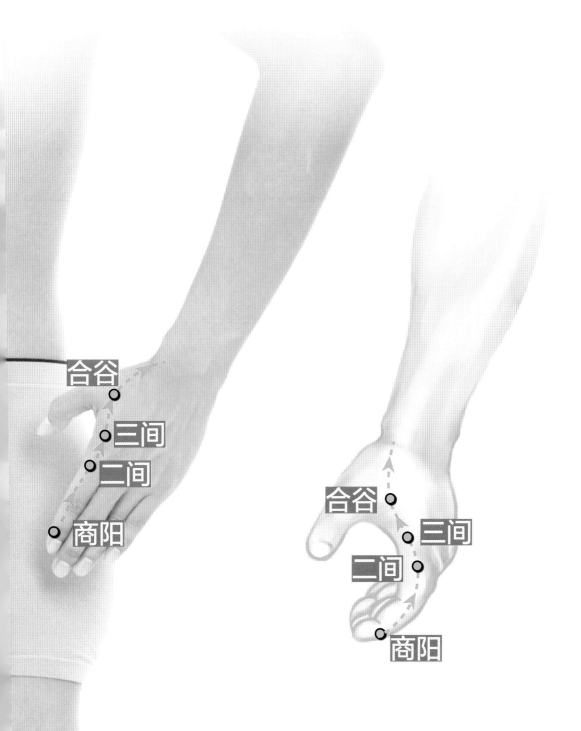

## 阳溪 头痛眼疾一扫光

阳，指阳经；溪，山洼流水之沟。指本穴在手背之阳的两筋凹陷明显处。

【**主　治**】清热散风，通利关节。主治头痛、耳鸣、耳聋、牙痛、目赤肿痛。

【**部　位**】在腕部，腕背侧远端横纹桡侧，桡骨茎突远端，解剖学"鼻烟窝"凹陷中。

【**快速取穴**】手掌侧放，拇指伸直向上翘起，腕背桡侧有一凹陷处即是。

【**特效按摩**】以拇指指腹按压半分钟以上，可迅速缓解头痛。经常用拇指尖垂直掐按此穴，每次1~3分钟，可以有效防治脑中风和高烧不退等症。

## 偏历 防止脑中风

偏，偏离；历，行经。大肠经从这里分出络脉，偏行肺经。

【**主　治**】清热利尿，通经活络。主治耳聋、耳鸣、鼻出血、目赤、牙痛、肠鸣、腹痛。

【**部　位**】在前臂，腕背侧远端横纹上3寸，阳溪（见本页）与曲池（见50页）连线上。

【**快速取穴**】两手虎口垂直交叉，中指端落于前臂背面处有一凹陷即是。

【**特效按摩**】经常用拇指指腹揉按偏历数次，每次1~3分钟，可预防面部神经麻痹和脑中风。

## 温溜 快速止鼻血

温，温暖；溜，流通。本穴有温通经脉之功，善治肘臂寒痛。

【**主　治**】清热理气。主治寒热头痛、面赤面肿、口舌痛、肩背疼痛。

【**部　位**】在前臂，腕横纹上5寸，阳溪与曲池连线上。

【**快速取穴**】先确定阳溪（见本页）和曲池（见50页）的位置，两穴连线的中点处即是。

【**特效按摩**】突然鼻出血时，用拇指压迫温溜，可快速止鼻血。经常手凉、手心冒冷汗的人可多揉此穴，能驱寒。

## 下廉 手臂的保护神

下，下方；廉，边缘。穴在前臂背面近桡侧缘，上廉之下。

【**主　治**】调理肠胃，通经活络。主治眩晕、腹痛、上肢不遂、手肘肩无力。

【**部　位**】在前臂，肘横纹下4寸，阳溪（见本页）与曲池（见50页）连线上。

【**快速取穴**】侧腕屈肘，以手掌按另一手臂，拇指位于肘弯处，小指所在位置即是。

【**特效按摩**】将食指与中指并拢，以指腹垂直按压下廉，左右臂各1~3分钟，可减轻运动系统疾病所导致的疼痛。

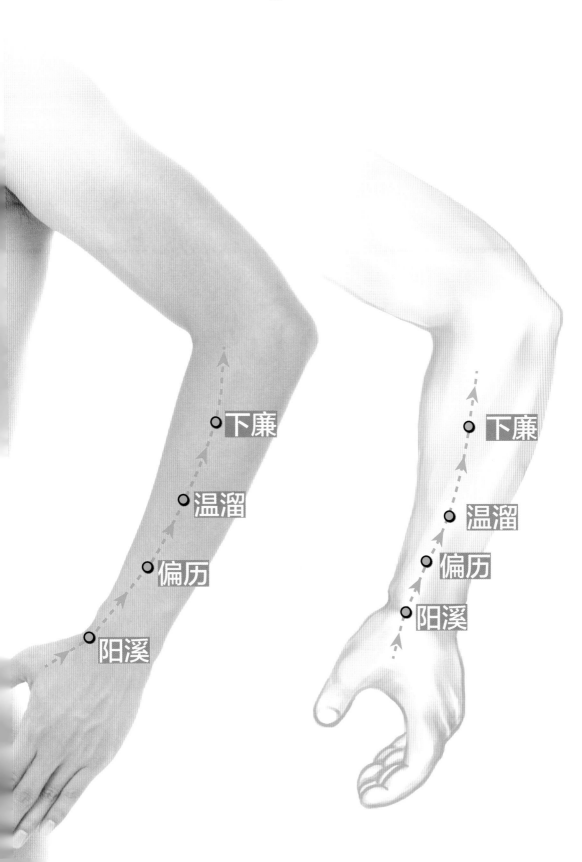

下廉

温溜

偏历

阳溪

## 上廉 清肠毒，治便秘

上，上方；廉，边缘。穴在前臂背面近桡侧缘，下廉穴之上。

【主　治】调理肠胃，通经活络。主治腹痛、腹胀、肠鸣、上肢肿痛、上肢不遂。

【部　位】在前臂，肘横纹下3寸，阳溪与曲池连线上。

【快速取穴】先找到阳溪（见48页）、曲池（见本页），两者连线中点向上量取4横指处即是。

【特效按摩】常配合按摩上廉、下廉，每次1~3分钟，可清肠毒、治便秘，对手臂也有很好的保养作用。

## 手三里 常按增强免疫力

手，上肢；三，数词；里，古代有以里为寸之说。穴在上肢，因距手臂肘端三寸，故名手三里。

【主　治】调理肠胃，清热明目。主治腹痛、腹泻、肩周炎、上肢不遂、牙痛。

【部　位】在前臂，肘横纹下2寸，阳溪与曲池连线上。

【快速取穴】先找到阳溪（见48页）、曲池（见本页），两者连线上曲池下3横指即是。

【特效按摩】可治疗腰膝痛。常用拇指揉手三里，每次1~3分钟；也可用艾灸法，每次灸5~10分钟，能显著增强免疫力。

## 曲池 感冒发热不用愁

曲，弯曲；池，水的围合之处、汇合之所。曲池，地名。穴在肘臂屈曲时肘横纹端四陷处，经气至此，有如水之入池。

【主　治】清热和营，祛风通络。主治感冒、外感发热、咳嗽、气喘、腹痛、脂肪肝、手臂肿痛、痤疮、皮肤瘙痒、湿疹、白癜风、半身不遂。

【部　位】在肘部，尺泽与肱骨外上髁连线的中点处。

【快速取穴】屈肘成直角，先找到肘横纹终点，再找到肱骨外上髁，两者连线中点处。

【特效按摩】发热感冒及咳嗽、哮喘时，可用刮痧板刮拭曲池，排出痧；或按揉3~5分钟，可迅速解表、退热。

## 肘髎 肘部疾病的克星

肘，肘部；髎，骨隙。穴在肘部，靠近骨隙处。

【主　治】舒筋活络。主治肩臂肘疼痛、上肢麻木、拘挛。

【部　位】在肘部，肱骨外上髁上缘，髁上嵴的前缘。

【快速取穴】先找到曲池（见本页），向上量取1横指处即是。

【特效按摩】每天早晚用拇指指腹按揉肘髎，每次1~3分钟，长期坚持，可预防网球肘。

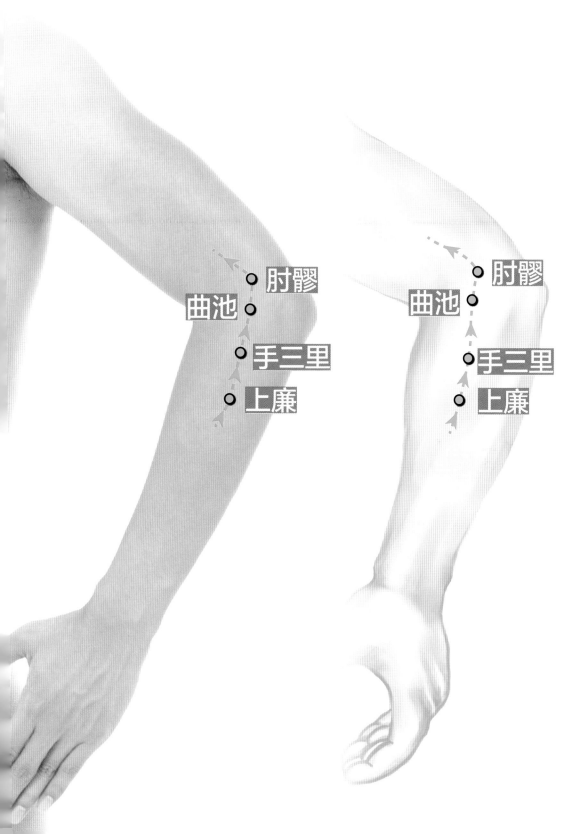

手太阴肺经

**手阳明大肠经**

足阳明胃经

足太阴脾经

手少阴心经

手太阳小肠经

足太阳膀胱经

足少阴肾经

手厥阴心包经

手少阳三焦经

足少阳胆经

足厥阴肝经

任脉

督脉

经外奇穴

## 手五里 护肩能手

手，上肢；五，数词；里，古代有以里为寸之说。穴在上肢，当天府（见38页）下5寸，手三里上5寸处。

【主　治】理气散结，疏经活络。主治肩周炎、手臂肿痛、上肢不遂、疟疾。

【部　位】在臂部，肘横纹上3寸，曲池与肩髃（见本页）连线上。

【快速取穴】手臂外侧曲池（见50页）上4横指处。

【特效按摩】手五里位于骨头上，通经活络的效果非常强，尤其能治肩周炎等肩膀上的疾病，按摩时可用圆珠笔端或食指按压，每次3~5分钟。

## 臂臑 眼睛的保健师

臂，通指上肢；臑，上臂肌肉隆起处。穴在上肢肌肉隆起处。

【主　治】清热明目，通络止痛。主治眼部疾病、手臂肿痛、上肢不遂、肩周炎。

【部　位】在臂部，曲池上7寸，三角肌下端。

【快速取穴】屈肘紧握拳，使三角肌隆起，三角肌下端偏内侧，按压有酸胀感处即是。

【特效按摩】将艾灸条对准臂臑，距皮肤2~3厘米，每次灸5~10分钟，对白内障、视神经萎缩有辅助疗效；按揉臂臑3~5分钟，可缓解颈、肩部酸痛。

## 肩髃 预防"五十肩"

肩，肩部；髃，隅角。穴在肩角部。

【主　治】疏经活络，疏散风热。主治肩臂疼痛、肩周炎、肩痛、上肢不遂。

【部　位】在肩峰前下方，当肩峰与肱骨大结节之间凹陷处。

【快速取穴】正坐，屈肘抬臂与肩同高，另一手中指按压肩尖下，肩前呈现凹陷处即是。

【特效按摩】中指和食指并拢，以指腹垂直按压穴位，两肩按摩方法相同，每日早晚按摩，左右各按揉1~3分钟。可治肩臂疼痛、手臂挛急等疾病。

## 巨骨 缓解肩臂疼痛

巨，大；骨，骨骼。古称锁骨为巨骨。穴近锁骨肩峰端。

【主　治】通络止痛，滑利关节。主治肩背及上臂疼痛、手臂挛急、半身不遂。

【部　位】在肩部，锁骨肩峰端与肩胛冈之间凹陷中。

【快速取穴】沿着锁骨向外摸至肩峰端，再找背部肩胛冈，两者之间凹陷处即是。

【特效按摩】肩臂拘挛时可用对侧手的中指指腹按揉患侧巨骨，直至患侧感到热或局部有酸麻感，可缓解症状；常按揉巨骨，可助肩周炎患者上肢上举活动改善。

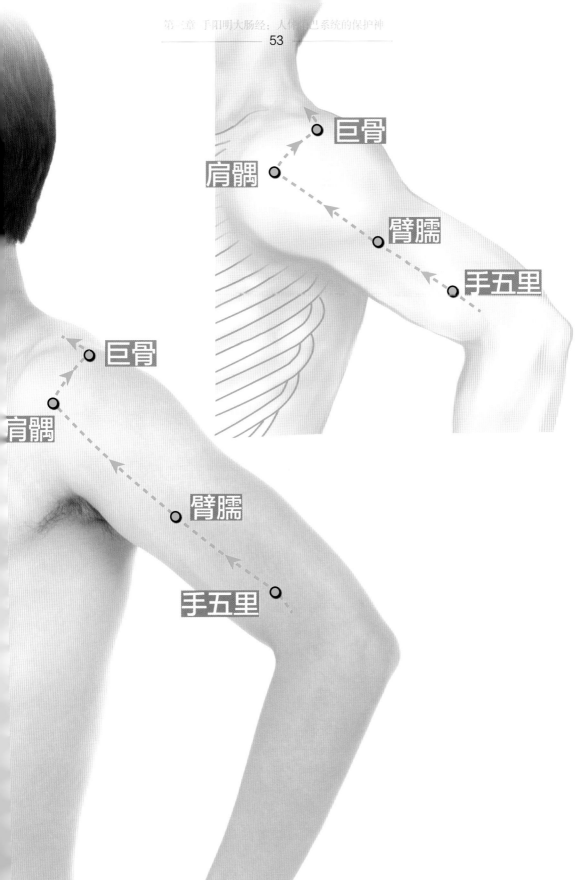

巨骨

肩髃

臂臑

手五里

巨骨

肩髃

臂臑

手五里

## 天鼎　治疗扁桃体炎

天，天空，指上面而言；鼎，古器物名。头形似鼎，穴在耳下颈部。

【主　　治】利喉清咽，理气散结。主治咳嗽、气喘、咽喉肿痛、扁桃体炎、梅核气、瘿瘤（甲状腺肿瘤）。

【部　　位】在颈部，横平环状软骨，胸锁乳突肌后缘，扶突直下1寸处。

【快速取穴】先找到扶突（见本页），再找到锁骨上窝中央，两者连线中点处即是。

【特效按摩】用力按压天鼎50次，可缓解扁桃体红肿所造成的疼痛及喉咙阻塞等症状。

## 扶突　咳嗽气喘找扶突

扶，旁边；突，隆起，指喉结。穴在喉结旁。

【主　　治】利咽消肿，理气降逆。主治咳嗽、气喘、咽喉肿痛、打嗝。

【部　　位】在胸锁乳突肌区，横平喉结，当胸锁乳突肌的前、后缘中间。

【快速取穴】拇指弯曲，其余四指并拢，手心向内，小指放喉结旁，食指所在处即是。

【特效按摩】食指和中指并拢，以指腹按压扶突，每次左右各按压3分钟，可缓解咳嗽气喘。

## 口禾髎　抛掉鼻疾的烦恼

口，口部；禾，谷物；髎，间隙。谷物从口入胃，穴在口旁骨隙中。

【主　　治】祛风清热，牵正通窍。主治鼻塞流涕、鼻出血、口㖞。

【部　　位】在面部，横平人中沟上1/3与下2/3交点，鼻孔外缘直下。

【快速取穴】鼻孔外缘直下，平鼻唇沟上1/3水沟（见242页）处即是。

【特效按摩】用食指指腹按压口禾髎，每次5~10分钟，以有酸痛感为宜，可治过敏性鼻炎、鼻前庭炎和慢性鼻炎等。

## 迎香　治疗鼻疾的第一选择

迎，迎接；香，香气。本穴在鼻旁，能治鼻病，改善嗅觉，进而迎来香气。

【主　　治】祛风通窍，理气止痛。主治鼻塞、过敏性鼻炎、鼻出血、面神经麻痹、黄褐斑、酒糟鼻。

【部　　位】在面部，鼻翼外缘中点，鼻唇沟中。

【快速取穴】双手轻握拳，食指和中指并拢，中指指尖贴鼻翼两侧，食指指尖处即是。

【特效按摩】遇到伤风引起的流鼻涕、鼻塞，或者过敏性鼻炎，按摩迎香至发热，立刻见效。

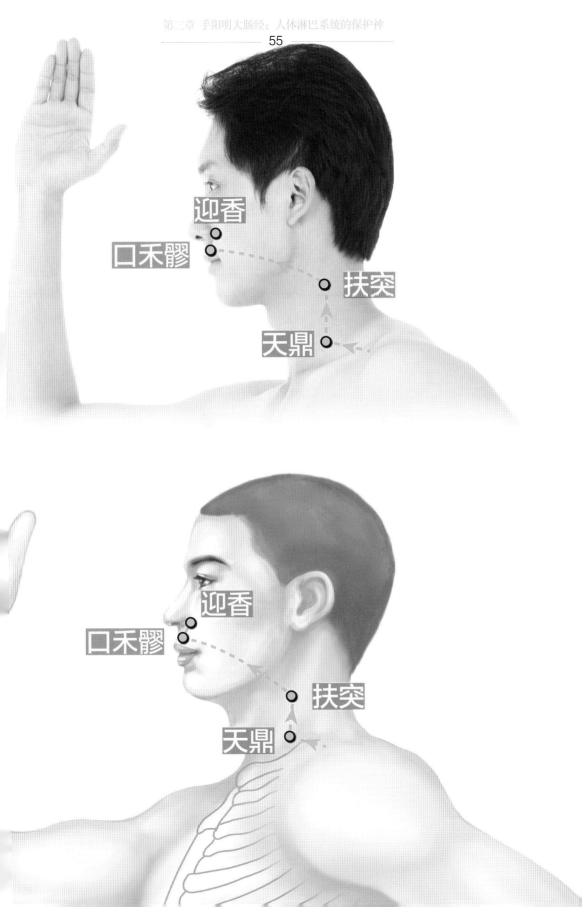

# 第四章
# 足阳明胃经：人体的后天之本

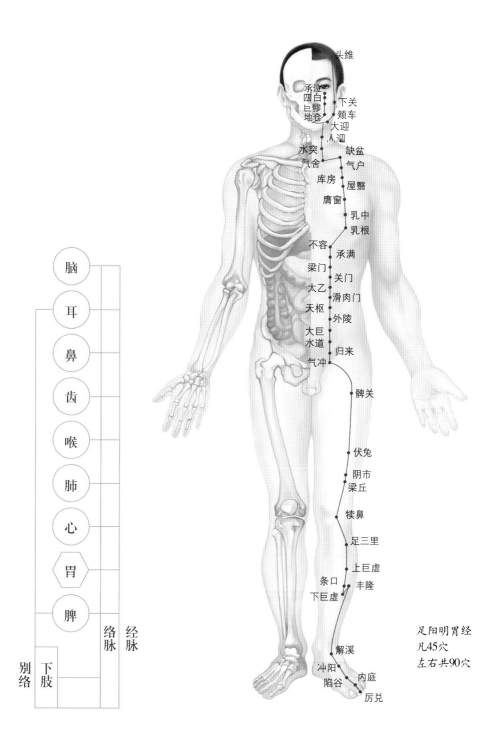

头维

承泣
四白
巨髎
地仓
下关
颊车
大迎
人迎

缺盆
水突
气舍
气户
库房
屋翳
膺窗
乳中
乳根

不容
承满
梁门
关门
太乙
滑肉门
天枢
外陵
大巨
水道
归来
气冲

髀关

伏兔
阴市
梁丘

犊鼻
足三里
上巨虚
条口
下巨虚
丰隆

解溪
冲阳
陷谷
内庭
厉兑

脑
耳
鼻
齿
喉
肺
心
胃
脾

络脉　经脉

别络　下肢

足阳明胃经
凡45穴
左右共90穴

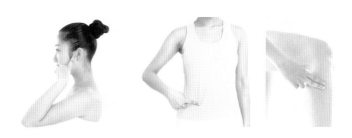

# 保养胃经的最佳方法和时间

胃经位于人体正面，从头至脚的一条线路。对于胃经，可采取拍打刺激的方式梳理经络气血，脸上重点穴位可用食指或中指揉按1分钟，掌握拍打力度，腿部可适当加重，每天3次（辰时、饭后1小时、睡前1小时），每次5~10分钟即可。也可用艾灸的方法缓解身体不适。

辰时（7:00~9:00）吃早餐，补充能量肠胃安。人在此时段吃早餐最容易消化，吸收也最好。早餐可安排温和养胃的食品，如稀粥、麦片等。饭后1小时循按胃经可以启动人体的"发电系统"，以调节人体的胃肠功能。

### 禁忌

过于燥热的食品容易引起胃火盛，出现嘴唇干裂、唇疮等问题。但也要尽量避免胃寒，以免影响保养效果。

# 胃经上潜伏的疾病

胃经有毛病，人经常会出现以下症状：

经络症：本经从头到足，如有不畅，容易发高热、出汗、脖子肿、咽喉痛、牙痛、口角㖞斜、流鼻涕或流鼻血。

脏腑症：胃经功能下降，则会出现胃痛胃胀、消化不良、呕吐、反胃、肠鸣腹胀，严重时则胃口全无、食欲不振。

亢进时症状：体热、腹胀、打嗝、便秘、食欲增加、胃痉挛性疼痛、胃酸过多、唇干裂。

衰弱时症状：餐后腹疼或腹泻或呕吐、消化不良、胃酸不足、忧郁、下肢倦怠。

左侧竖排文字：手太阴肺经　手阳明大肠经　**足阳明胃经**　足太阴脾经　手少阴心经　手太阳小肠经　足太阳膀胱经　足少阴肾经　手厥阴心包经　手少阳三焦经　足少阳胆经　足厥阴肝经　任脉　督脉　经外奇穴

# 胃经腧穴

## 承泣　根除黑眼圈

承，承受；泣，泪水。穴在目下，犹如承受泪水的部位。

【主　　治】散风清热，明目止泪。主治目赤肿痛、视力模糊、白内障、口眼㖞斜。
【部　　位】在面部，眼球与眶下缘之间，瞳孔直下。
【快速取穴】食指和中指伸直并拢，中指贴于鼻侧，食指指尖位于下眼眶边缘处即是。
【特效按摩】用食指指腹揉承泣1~3分钟，可以促进眼部血液循环，预防黑眼圈。

## 四白　眼保健操的主穴

四，四方；白，光明。穴在目下，能治眼病，改善视觉，明见四方。

【主　　治】祛风明目，通经活络。主治近视、目赤痛痒、迎风流泪、白内障、面瘫。
【部　　位】在面部，双眼平视时，瞳孔直下，当眶下孔凹陷处。
【快速取穴】食指和中指伸直并拢，中指指腹贴两侧鼻翼，食指指尖所按凹陷处即是。
【特效按摩】双手食指伸直，以食指指腹揉按左右四白，有酸痛感，每次1~3分钟。
　　　　　　可以缓解眼疲劳、眼干涩等。

## 巨髎　主治面神经麻痹

巨，大也；髎，孔隙。指穴在上颌骨与颧骨交接之巨大孔隙中，泛指面部髎孔之巨大者。

【主　　治】清热熄风，明目退翳。主治口眼㖞斜、鼻出血、牙痛、面痛、面神经麻痹。
【部　　位】在面部，瞳孔直下，横平鼻翼下缘，颧弓下缘凹陷处。
【快速取穴】直视前方，沿瞳孔直下垂直线向下，与鼻翼下缘水平线交点凹陷处即是。
【特效按摩】以两手拇指指腹点按巨髎3~5分钟，可纠正口眼㖞斜。

## 地仓　抚平口周皱纹

地，指土地所产之谷物；仓，仓廪、仓库。意为口腔犹如谷物仓库的组成部分。

【主　　治】祛风止痛，舒筋活络。主治口角㖞斜、牙痛、流涎、眼睑跳动不止。
【部　　位】在面部，当口角旁开0.4寸（指寸）。
【快速取穴】轻闭口，举两手，用食指指甲垂直下压唇角外侧两旁即是。
【特效按摩】每天按揉地仓2次，每次1~3分钟，可刺激口轮匝肌，有改善面部松弛、
　　　　　　提拉嘴角的功效。常按揉地仓，可防治流涎。

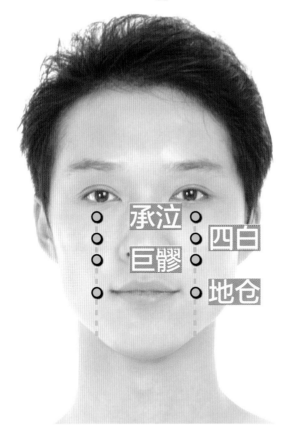

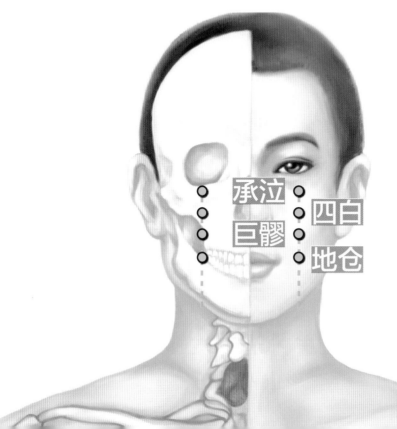

## 大迎　牙痛是病也不怕

大，大小之大；迎，迎接。穴在大迎脉（面动脉）旁。

【主　　治】祛风通络，消肿止痛。主治口角㖞斜、失音、颊肿、牙痛。

【部　　位】在面部，下颌角前方，咬肌附着部前缘凹陷中，面动脉搏动处。

【快速取穴】正坐，闭口鼓气，下颌角前下方有一凹陷，下端按之有搏动感处即是。

【特效按摩】用食指指腹按揉大迎，每次1~3分钟，可以促进面部血液循环，预防和调理三叉神经痛等面部疾病。

## 颊车　预防面部皱纹

颊，面颊，此处指上颌骨；车，车轮，指下颌骨。颊车，即下颌关节可以转动之处。

【主　　治】祛风清热，开关通络。主治口眼㖞斜、牙关紧闭、牙痛、面部痉挛。

【部　　位】在面部，下颌角前上方1横指（中指）。

【快速取穴】上下牙关咬紧时，会隆起一个咬肌高点，按之有凹陷处即是。

【特效按摩】用中指指腹压在咬肌隆起处揉按，以有酸胀感为宜，可治面颊疼痛、牙关不利等症。

## 下关　治疗牙痛与耳鸣

下，与上相对；关，机关、关节。穴在下颌关节颧弓下方，与上关互相对峙。

【主　　治】消肿止痛，聪耳通络。主治牙痛、口眼㖞斜、面痛、耳鸣。

【部　　位】在面部，颧弓下缘中央与下颌切迹之间凹陷处。

【快速取穴】闭口，食指和中指并拢，食指贴于耳垂旁，中指指腹处即是。

【特效按摩】用双手食指指腹按压下关3分钟，可立即消除耳鸣症状，止牙痛；常按此穴，可防治三叉神经痛。

## 头维　治疗面肌痉挛

头，头部；维，隅角、维系、维护。谓穴居头之隅角，是维系头冠之处。

【主　　治】清头明目，止痛镇痉。主治面肌痉挛，偏、正头痛，迎风流泪，目眩，口眼㖞斜。

【部　　位】在头部，额角发际直上0.5寸，头正中线旁开4.5寸处。

【快速取穴】在头部，额角发际直上半横指，头正中线旁开6横指。

【特效按摩】用双手拇指指腹强压头维，每秒钟按压1次，如此重复10~20次，以有酸胀感为宜，可治面部痉挛、疼痛等疾病。

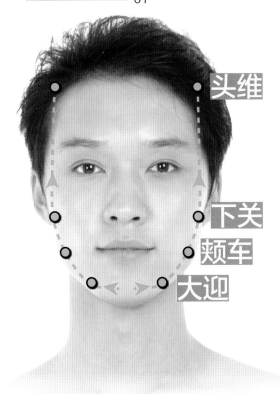

头维

下关

颊车

大迎

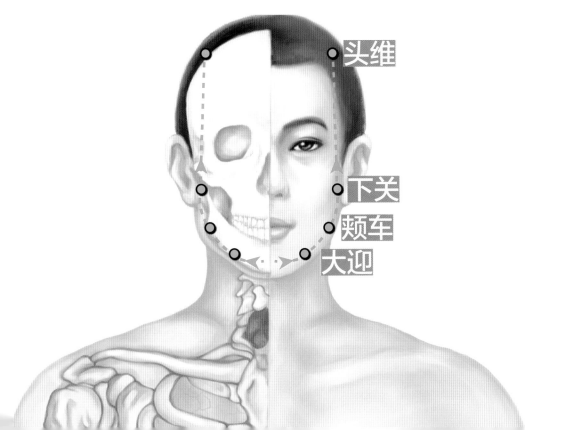

头维

下关

颊车

大迎

## 人迎　双向调节血压

人，指人体与生命；迎，接受。谓喉结两旁之动脉，可迎受天地五脏之气以养人也。

【主　治】利咽散结，理气降逆。主治胸满气逆、咽喉肿痛、食欲不振、高血压。

【部　位】在颈部，横平喉结，胸锁乳突肌前缘，颈总动脉搏动处。

【快速取穴】正坐，头微侧，从喉结往外侧量约2横指，可感胸锁乳突肌前缘颈部动脉搏动即是。

【特效按摩】常用拇指指腹轻轻上下按压人迎，每次1~3分钟，可促进血液循环，调节血压，清咽利喉。

## 水突　治疗慢性咽炎

水，水谷；突，穿过。穴在颈部，邻近通过食物的食管。

【主　治】清热利咽，降逆平喘。主治呼吸喘鸣、咽喉肿痛、慢性咽炎、打嗝上气、打嗝。

【部　位】在颈部，胸锁乳突肌的前缘，当胸锁乳突肌的胸骨头与锁骨头和锁骨所构成的凹陷处。

【快速取穴】找到人迎（见本页）、气舍（见本页），两者连线中点即是。

【特效按摩】用拇指指腹轻轻按揉水突100次，以有酸胀感为佳，可利咽润喉开音。

## 气舍　保养肺脏，预防感冒

气，空气，指肺胃之气；舍，宅舍。穴在气管旁，犹如气之宅舍。

【主　治】宣肺定喘，理气散结。主治咽喉肿痛、打嗝、瘿瘤（甲状腺肿瘤）。

【部　位】在胸锁乳突肌区，锁骨上小窝，锁骨内侧端上缘，胸锁乳突肌的胸骨头与锁骨头中间的凹陷中。

【快速取穴】先找到人迎（见本页），直下，锁骨上缘处即是。

【特效按摩】用中指指腹按揉气舍，每次1~3分钟，力度适中，可保护肺脏，预防感冒。

## 缺盆　咳嗽、喘息不再愁

缺，空缺与空虚，与残缺之意有别；盆，阔口容器。古代解剖名，如无盖之盆，指穴位于缺盆处也。

【主　治】宽胸利膈，止咳平喘。主治咳嗽、哮喘、胸痛、咽喉肿痛、慢性咽炎。

【部　位】在颈外侧部，前正中线旁开4寸，锁骨上缘凹陷中。

【快速取穴】正坐，乳中线直上锁骨上方有一凹陷，凹陷中点按有酸胀处即是。

【特效按摩】用拇指指腹按压对侧缺盆，每次左右各按压3分钟可缓解咳嗽、气喘症状。

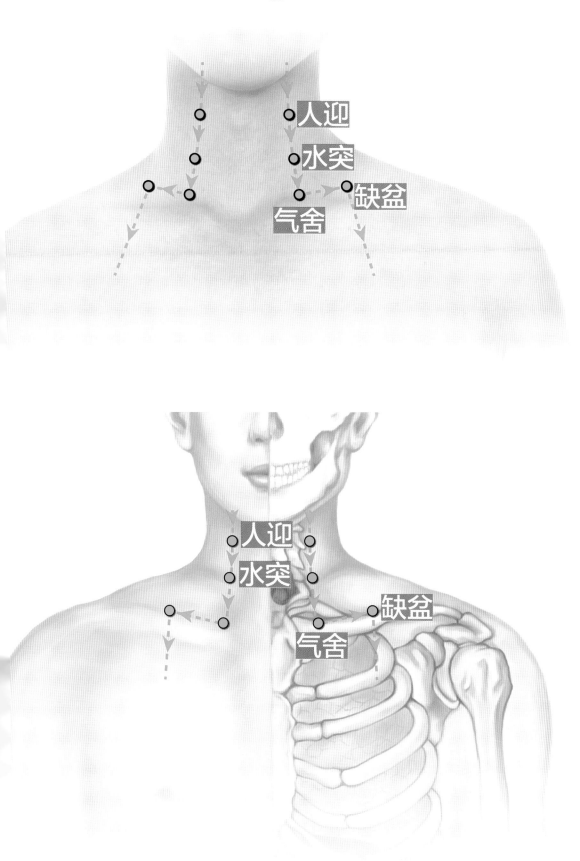

## 气户 ▶ 止打嗝好帮手

气，空气，指肺胃之气；户，门户。穴在胸上部，故喻为气的门户。

【主　治】理气宽胸，止咳平喘。主治打嗝上气、呼吸喘鸣、咽喉肿痛、打嗝。

【部　位】在胸部，锁骨下缘，前正中线旁开4寸。

【快速取穴】正坐仰靠，乳中线与锁骨下缘相交的凹陷，按压有酸胀感处即是。

【特效按摩】按摩时用双手食指指端点按气户，以上胸部有胀痛感为宜，可通乳腺治乳痈，治打嗝上气。

## 库房 ▶ 气喘按按它

库，府库；房，房室。呼吸之气存于肺如储存库；从上至下，犹如从门户进入房室。

【主　治】理气宽胸，清热化痰。主治胸满气逆、气喘、胸胁胀痛、咳嗽。

【部　位】在胸部，第1肋间隙，前正中线旁开4寸。

【快速取穴】正坐或仰卧，从乳头沿垂直线向上推3个肋间隙，按压有酸胀感处即是。

【特效按摩】用食指点揉库房1~2分钟，也可用艾条灸，灸时距皮肤2~3厘米，每次10分钟左右，可治胸胁胀痛、气喘等症。

## 屋翳 ▶ 开胸顺气消炎症

屋，深室；翳，隐蔽。穴在胸中部，呼吸之气至此如达深室隐蔽。

【主　治】消痈止痒，止咳化痰。主治乳痈、乳腺增生、胸满气逆、咳嗽喘息。

【部　位】在胸部，第2肋间隙，前正中线旁开4寸。

【快速取穴】正坐或仰卧，从乳头沿垂直线向上推2个肋间隙，按压有酸胀感处即是。

【特效按摩】治疗乳腺炎、乳腺增生时，可用手掌小鱼际或大鱼际，在屋翳施以轻揉手法，反复揉压数次。

## 膺窗 ▶ 胸部保健穴

膺，胸膺；窗，窗户。穴在胸膺部，犹如胸室之窗。

【主　治】止咳宁嗽，消肿清热。主治胸满气逆、呼吸喘鸣、咳嗽喘息、乳痈。

【部　位】在胸部，第3肋间隙，前正中线旁开4寸。

【快速取穴】正坐或仰卧，从乳头沿垂直线向上推1个肋间隙，按压有酸胀感处即是。

【特效按摩】胸部疼痛、肋间神经痛或产后母乳不畅等症，都可以通过按摩膺窗来治疗，每次按摩1~3分钟。

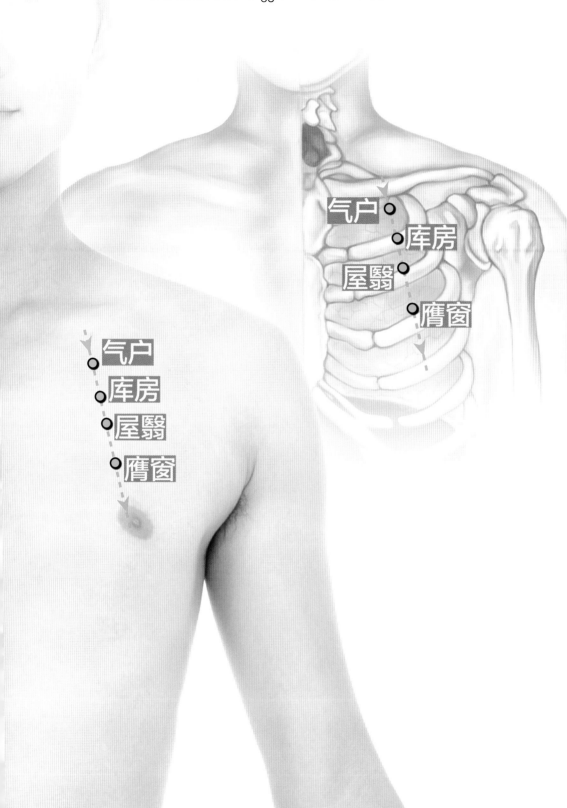

气户
库房
屋翳
膺窗

气户
库房
屋翳
膺窗

## 乳中 祛除目瘤，一个不留

乳，乳头；中，正中。穴在乳头正中。

【主　　治】调气醒神。主治癫痫、产后乳少、乳痈。

【部　　位】在胸部，乳头中央。

【快速取穴】将食指指腹放于胸部乳头中央，食指指腹处即是。

【特效按摩】每天用大拇指和食指捏拉乳头，每次1~3分钟，可治乳痈，并可助乳房健美。

## 乳根 让乳房更健康

乳，乳房；根，根部。穴在乳房根部。

【主　　治】宣肺止咳，宽胸增乳。主治胸痛、胸闷、咳喘、乳汁不足、乳房肿痛。

【部　　位】在胸部，第5肋间隙，前正中线旁开4寸。

【快速取穴】拇指在乳房上，其余四指在乳房下，食指贴于乳房边缘，食指指腹处。

【特效按摩】用中指和食指指腹着力按压乳根，每天早晚各揉按3~5分钟。对乳痈、乳痛、乳腺炎、乳汁不足等具有很好的疗效。

## 不容 对付胃疾

不，不可；容，容纳。穴在上腹部，意指胃纳水谷达到的最高处，不可再纳。

【主　　治】调中和胃，理气止痛。主治腹胀、胃痛、呕吐、食欲不振。

【部　　位】在上腹部，脐中上6寸，前正中线旁开2寸。

【快速取穴】仰卧，先取中脘穴（见226页），再取中脘与胸剑联合的中点作水平线，再取锁骨中线与前正中线之间的中点作垂直线，其交叉点按压有酸胀感处即是。

【特效按摩】用右食指指腹按压不容，每次3~5分钟，以有酸痛感为宜。对呕吐、胃痛和腹胀均有较好疗效。

## 承满 治疗胃痛胃炎

承，承受；满，充满。穴在上腹部，意指胃纳水谷至此充满。

【主　　治】理气和胃，降逆止呕。主治胃痛、呕吐、腹胀、胃十二指肠溃疡。

【部　　位】在上腹部，脐中上5寸，前正中线旁开2寸。

【快速取穴】仰卧，先找到不容(见本页)，垂直向下量1横指，按压有酸胀感处即是。

【特效按摩】用食指指腹按压承满，每次3~5分钟，以有酸痛感为宜，可治疗胃痛、胃炎、肋间神经痛等疾病。

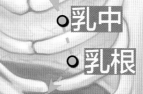

乳中

乳根

不容

承满

乳中

乳根

不容

承满

手太阴肺经 手阳明大肠经 足阳明胃经 足太阴脾经 手少阴心经 手太阳小肠经 足太阳膀胱经 足少阴肾经 手厥阴心包经 手少阳三焦经 足少阳胆经 足厥阴肝经 任脉 督脉 经外奇穴

## 梁门 预防胃下垂

梁，指谷梁；门，门户。穴在上腹部，寓意饮食入胃之门户。

【主　治】和胃理气，健脾调中。主治胃痛、呕吐、腹胀、食欲不振、便溏、呕血。
【部　位】在上腹部，脐中上4寸，前正中线旁开2寸。
【快速取穴】仰卧，取肚脐与胸剑联合连线的中点，再水平旁开3横指处即是。
【特效按摩】用食指指腹按压梁门，每次3~5分钟，以有酸痛感为宜，可治胃痛、呕吐和胃下垂。

## 关门 胃肠不适就找它

关，关隘；门，门户。穴近胃脘下部，约当胃肠交界之关，有开有关，如同门户。

【主　治】调理肠胃，利水消肿。主治胃痛、呕吐、腹胀、食欲不振、便秘、遗尿。
【部　位】在上腹部，脐中上3寸，前正中线旁开2寸。
【快速取穴】仰卧，从肚脐沿前正中线向上量4横指，再水平旁开3横指处即是。
【特效按摩】用食指指腹按压关门，每次3~5分钟，以有酸痛感为宜，可辅助治疗腹胀、腹泻、胃肠虚弱等症。

## 太乙 恶心烦躁按太乙

太，甚大；乙，十天干之一。古以中央为太乙。脾土居中，寓腹中央为太乙。穴在胃脘下部，约当腹中央。

【主　治】清心安神，化痰和胃。主治癫狂、吐舌、胃痛、呕吐、腹胀、食欲不振。
【部　位】在上腹部，脐中上2寸，前正中线旁开2寸。
【快速取穴】仰卧，取中脘（见226页）与脐之中点，再水平旁开3横指处即是。
【特效按摩】每次按揉太乙3~5分钟，以有酸痛感为宜。可治胃病，如胃肠虚弱、恶心等。

## 滑肉门 身材美丽的诀窍

滑，美好；肉，肌肉；门，门户。穴平脐上1寸，食物至此已分清泌浊，犹如精细食物通过之门户。

【主　治】镇惊安神，和胃止吐。主治癫狂、胃痛、呕吐、腹胀、食欲不振、月经不调。
【部　位】在上腹部，脐中上1寸，前正中线旁开2寸。
【快速取穴】仰卧，从肚脐沿前正中线向上量1横指，再水平旁开3横指处即是。
【特效按摩】用中间三指指腹垂直下按，再向上托，用力揉按1~3分钟，可辅助治疗慢性胃肠病、呕吐、胃下垂等疾病。

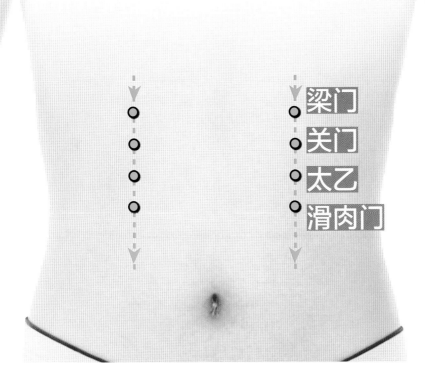

梁门
关门
太乙
滑肉门

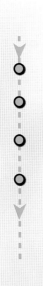
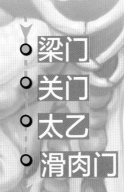

梁门
关门
太乙
滑肉门

手太阴肺经 手阳明大肠经 足阳明胃经 足太阴脾经 手少阴心经 手太阳小肠经 足太阳膀胱经 足少阴肾经 手厥阴心包经 手少阳三焦经 足少阳胆经 足厥阴肝经 任脉 督脉 经外奇穴

## 天枢　腹泻便秘全搞定

天，天空；枢，枢纽。脐上为天属阳，脐下为地属阴。穴位平脐，犹如天地之枢纽。

【主　治】理气调畅，调经止痛。主治呕吐、腹胀肠鸣、腹泻不止、痢疾、便秘、口腔溃疡、月经不调。

【部　位】在腹部，横平脐中，前正中线旁开2寸。

【快速取穴】仰卧，肚脐旁开3横指，按压有酸胀感处即是。

【特效按摩】仰卧，用食指和中指按揉天枢2分钟，可缓解消化不良、恶心呕吐、胃胀、腹泻、腹痛等症，效果明显。

## 外陵　缓解下腹疼痛

外，内外之外；陵，山陵。穴位局部隆起如山陵。

【主　治】和胃化湿，理气止痛。主治胃痛、腹痛、腹胀、疝气、痛经。

【部　位】在下腹部，脐中下1寸，前正中线旁开2寸。

【快速取穴】仰卧，从肚脐沿前正中线向下量1横指，再水平旁开3横指处即是。

【特效按摩】仰卧，用中间三个手指按揉外陵1~3分钟，可治疗下腹痛、痛经、胃下垂。

## 大巨　关爱男人的保健穴

大，大小之大；巨，巨大。穴在腹壁最大隆起的部位。

【主　治】调肠胃，固肾气。主治便秘、腹痛、遗精、早泄、阳痿、小便不利。

【部　位】在下腹部，脐中下2寸，前正中线旁开2寸。

【快速取穴】仰卧，从肚脐沿前正中线向下量3横指，再水平旁开3横指处即是。

【特效按摩】仰卧，用中间三个手指按揉大巨1~3分钟，可治疗遗精、早泄、小便不利等男科疾病，可调理男性性功能障碍等疾病。

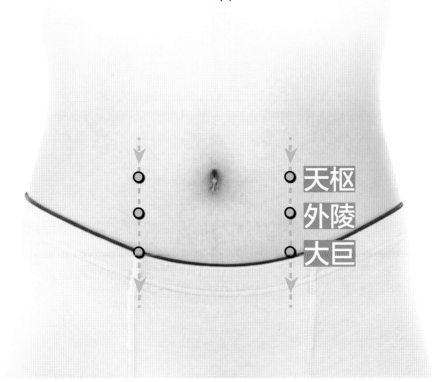

天枢
外陵
大巨

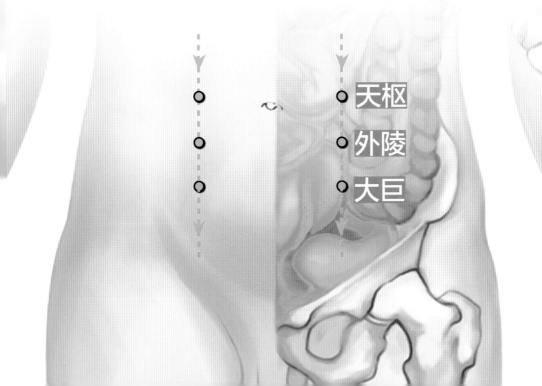

天枢
外陵
大巨

## 水道 关爱女人的保健穴

水，水液；道，道路。穴位深部相当于小肠并靠近膀胱，属下焦。为水道之所出。

【主 治】利水消肿，调经止痛。主治便秘、腹痛、小腹胀痛、痛经、膀胱炎。

【部 位】在下腹部，脐中下3寸，前正中线旁开2寸。

【快速取穴】仰卧，从肚脐沿前正中线向下量4横指，再水平旁开3横指处即是。

【特效按摩】仰卧，用中间三指按揉水道1~3分钟，可治痛经、不孕等妇科疾病。

## 归来 对付男女生殖问题

归，归回；来，到来。本穴能治宫脱、疝气等，有归复还纳之功。

【主 治】活血化瘀，调经止痛。主治腹痛、不孕、闭经、阳痿、白带过多。

【部 位】在下腹部，脐中下4寸，前正中线旁开2寸。

【快速取穴】仰卧，从耻骨联合上缘沿前正中线向上量1横指，再水平旁开3横指处即是。

【特效按摩】以中间三指指腹垂直下按，由内而外揉按归来，每日早晚各揉按1~3分钟，可治月经不调、不孕、阳痿等疾病。

## 气冲 男女生殖问题就找它

气，指经气；冲，冲要。穴在经气流注之冲要。

【主 治】调经血，舒宗筋，理气止痛。主治阳痿、疝气、不孕、腹痛、月经不调。

【部 位】在腹股沟区，耻骨联合上缘，前正中线旁开2寸，动脉搏动处。

【快速取穴】仰卧，从耻骨联合上缘中点水平旁开3横指处即是。

【特效按摩】以食指指腹揉按，每日早晚各揉按1~3分钟，可治疗疝气、月经不调、不孕、阳痿、阴肿等症。

## 髀关 改善下肢麻木

髀，指股部及下肢；关，机关。穴处乃下肢运动之机关也。

【主 治】强腰膝，通经络。主治腰膝疼痛、下肢酸软麻木、膝寒。

【部 位】在股前部，股直肌近端、缝匠肌与阔筋膜张肌3条肌肉之间凹陷中。

【快速取穴】仰卧屈股，大腿前髂前上棘与髌底外缘连线和会阴相平的连线交点处即是。

【特效按摩】用力按揉髀关5分钟，可治腰膝疼痛、下肢酸软麻木、膝寒、股内筋急不得屈伸等症。

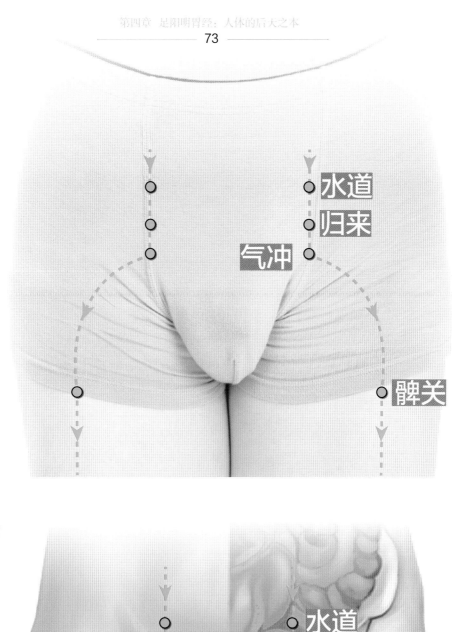

水道
归来
气冲
髀关

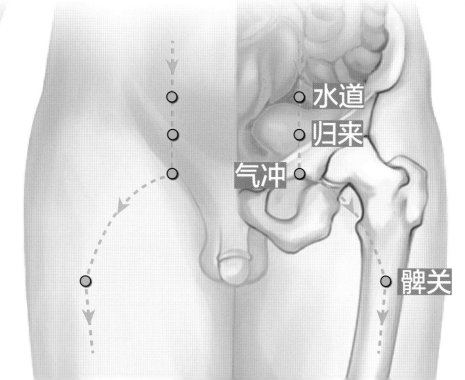

水道
归来
气冲
髀关

## 伏兔 解除膝冷腰胯疼

伏，俯伏；兔，兽名。指穴位于股前方肌肉丰厚之处，形如兔伏，故名伏兔。

【主　治】散寒化湿，疏通经络。主治腰膝疼痛、下肢酸软麻木、腹胀。

【部　位】在股前部，髌底上6寸，髂前上棘与髌底外侧端的连线上。

【快速取穴】屈膝90°，手指并拢压腿上，掌后第1横纹中点按在髌骨上缘中点，中指尖端处即是。

【特效按摩】按揉伏兔最好采取指压带揉动的方式，每个点按压时间约3分钟，可缓解腰膝疼痛、下肢酸软麻木、腹胀、足麻不仁等症。

## 阴市 降血糖好帮手

阴，阴阳之阴，指寒邪；市，集市，聚散之意。穴能疏散膝部寒气。

【主　治】散寒除湿，理气止痛。主治腿膝冷痛、麻痹，下肢不遂，脚气，糖尿病。

【部　位】在股前区，髌底上3寸，股直肌肌腱外侧缘。

【快速取穴】正坐屈膝，髌底外侧直上量4横指，按压有痛感处即是。

【特效按摩】下半身寒冷的人可多按揉阴市，最好采取指压带揉动的方式，每次1~3分钟。也可经常用拇指指腹轻轻按揉阴市，每次1~3分钟，可降血糖。

## 梁丘 对付顽固胃痛最有效

梁，山梁；丘，丘陵。形如山梁丘陵，穴当其处。

【主　治】理气和胃，通经活络。主治胃痛、肠鸣腹泻、膝关节炎、乳肿痛。

【部　位】在股前区，髌骨外缘上2寸，股外侧肌与股直肌肌腱之间。

【快速取穴】坐位，下肢用力蹬直，髌骨外上缘上方凹陷正中处即是。

【特效按摩】梁丘治疗急性病效果好。如急性胃炎、肠胃炎引发的突然乳房痛，或者突然膝盖痛时，赶紧揉一下梁丘，就会马上缓解。

伏兔

阴市
梁丘

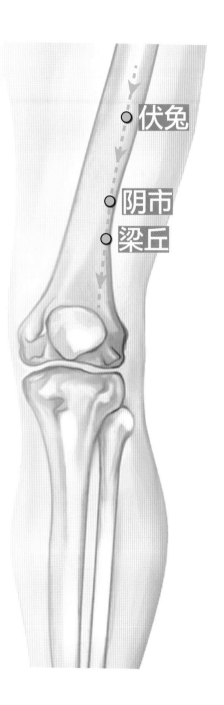

伏兔

阴市
梁丘

## 犊鼻　治疗膝关节炎

犊，小牛；鼻，口鼻。膝盖形如牛鼻，穴在膝眼中，故名。

【主　　治】消肿止痛，通经活络。主治膝痛、腰痛、足跟痛、脚气。

【部　　位】在膝前区，髌韧带外侧凹陷中。

【快速取穴】坐位，下肢用力蹬直，膝盖下面外侧凹陷处即是。

【特效按摩】揉按犊鼻5分钟，可减轻剧烈运动造成的膝关节疼痛。长期坚持用中指指腹按摩犊鼻，每次1~3分钟，可以改善膝部疼痛、酸软等症。

## 足三里　天然营养补品

足，下肢；三，数词；里，古代有以里为寸之说。穴在下肢，位于外膝眼下三寸。

【主　　治】健脾和胃，通经活络。主治胃痛、呕吐、腹胀、腹泻、便秘、高脂血症、头痛、眩晕、鼻塞、癫痫、半身不遂、脾胃虚弱、贫血、手足怕冷、湿疹、荨麻疹、小儿咳嗽、小儿发热。

【部　　位】在小腿前外侧，犊鼻下3寸，犊鼻（见本页）与解溪（见78页）连线上。

【快速取穴】站位弯腰，同侧手虎口围住髌骨上外缘，余四指向下，中指指尖处即是。

【特效按摩】每天用拇指或中指按压足三里5~10分钟，每分钟按压15~20次，长期坚持，可使人精神焕发，精力充沛，益寿延年。

## 上巨虚　艾灸可治胃肠病症

上，上方；巨，巨大；虚，中空，胫骨和腓骨之间形成的较大空隙，即中空。穴在此空隙上方。

【主　　治】调和肠胃，通经活络。主治肠胃炎、腹泻、便秘、腹胀、高血压。

【部　　位】在小腿外侧，犊鼻下6寸，犊鼻（见本页）与解溪（见78页）连线上。

【快速取穴】坐位屈膝，先找到足三里（见本页），向下量4横指凹陷处即是。

【特效按摩】按揉上巨虚主治消化系统疾病，如阑尾炎、肠胃炎、腹泻等。用艾灸法效果最好，将艾条对准穴位，距皮肤2~3厘米，灸5~10分钟。

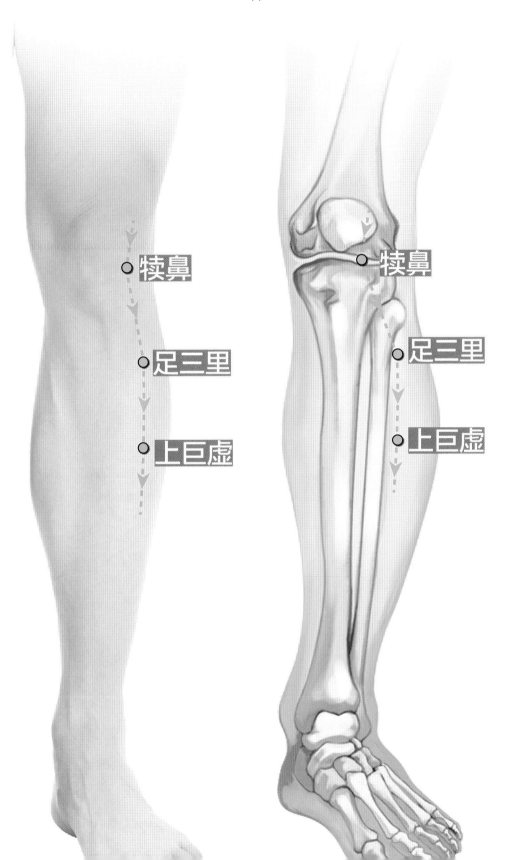

犊鼻

足三里

上巨虚

犊鼻

足三里

上巨虚

## 条口 让肠胃更强健

条，长条；口，空隙。穴在腓骨和胫骨之间的长条隙之中。

【主　治】理气和中，舒筋活络。主治肩背痛、小腿肿痛、胃肠疾病、脚气。
【部　位】在小腿外侧，犊鼻（见76页）下8寸，胫骨前嵴外1寸。
【快速取穴】坐位屈膝，犊鼻与外踝尖之间的中点，胫骨外1横指处。
【特效按摩】用力按揉条口，可治肩关节剧痛、急痛，将艾条对准条口，距皮肤2~3
　　　　　厘米，灸5~10分钟，可治胃肠虚弱、肩臂疼痛、下肢痿痹等疾病。

## 下巨虚 主治胃肠病症

下，下方；巨，巨大；虚，中空。胫骨和腓骨之间形成的较大空隙，即中空。穴在此空隙下方。

【主　治】调肠胃，通经络，安神志。主治小腹疼痛、胃痛、胰腺炎、下肢浮肿。
【部　位】在小腿外侧，犊鼻下9寸，犊鼻（见76页）与解溪（见本页）连线上。
【快速取穴】坐位屈膝，先找到条口（见本页），向下量1横指凹陷处即是。
【特效按摩】按揉下巨虚，可治腹痛、腹泻、便秘等症，将艾条对准下巨虚，距皮肤
　　　　　2~3厘米，灸5~10分钟，可治消化系统疾病。

## 丰隆 常刮痧可除湿化痰

丰，丰满；隆，隆盛。胃经谷气隆盛，至此处丰满溢出于大络。

【主　治】和胃气，化痰湿，清神志。主治呕吐、便秘、水肿、头痛、眩晕、痰多、癫狂、
　　　　　下肢痿痹等。
【部　位】在小腿外侧，外踝尖上8寸，胫骨前肌的外缘。
【快速取穴】外膝眼到外踝尖取中点，胫骨前嵴旁开2寸。
【特效按摩】当出现哮喘、咳嗽、痰多时，宜多揉丰隆，用刮痧的方式更有效，可以
　　　　　促进人体的新陈代谢，从而达到除湿化痰的效果。

## 解溪 促进血液循环

解，分解；溪，沟溪，指体表较小凹陷。穴在踝关节前骨节分解凹陷中。

【主　治】清胃化痰，镇惊安神，舒筋活络。主治面部浮肿、腹胀、下肢肿痛、头痛、
　　　　　眩晕、癫狂。
【部　位】在踝部，踝关节前面中央凹陷中，拇长伸肌腱与趾长伸肌腱之间。
【快速取穴】足背与小腿交界处的横纹中央凹陷处，足背两条肌腱之间即是。
【特效按摩】经常用拇指指腹向内用力按压解溪，每次1~3分钟，可以强壮内脏器官，
　　　　　健胃益脑。

条口 丰隆

下巨虚

解溪

条口 丰隆

下巨虚

解溪

## 冲阳　除腹胀，增食欲

冲，冲要；阳，阴阳之阳。穴在冲阳脉（足背动脉）所在之处。

【主　　治】和胃化痰，通络宁神。主治腹胀、口眼㖞斜、牙痛、精神病。

【部　　位】在足背，第2跖骨基底部与中间楔状骨关节处，足背动脉搏动处。

【快速取穴】足背最高处，两条肌腱之间，按之有动脉搏动感处即是。

【特效按摩】以中指指腹用力按压冲阳，每天早晚各按1次，每次1~3分钟，可治消化系统疾病。

## 陷谷　治慢性胃炎胃下垂

陷，凹陷；谷，山谷，指体表凹陷。穴在第2、第3跖骨间隙凹陷中。

【主　　治】清热解表，和胃止痛。主治慢性胃炎、面部浮肿、腹痛、足背肿痛。

【部　　位】在足背，第2、第3跖骨间，第2跖趾关节近端凹陷中。

【快速取穴】足背第2、第3跖骨结合部前方凹陷处，按压有酸胀感处即是。

【特效按摩】弯曲拇指，用指尖下压揉按陷谷，早晚各1次，先左后右，各揉按1~3分钟，可治胃炎、胃下垂、肠炎、结膜炎等疾病。

## 内庭　治理口腔上火最有效

内，里边；庭，庭院。本穴在厉兑之里，犹如门内的庭院。

【主　　治】清胃泻火，理气止痛。主治腹痛、腹泻、牙痛、头面痛、咽喉肿痛。

【部　　位】在足背，第2、第3趾间，趾蹼缘后方赤白肉际处。

【快速取穴】足背第2、第3趾之间，皮肤颜色深浅交界处即是。

【特效按摩】用一手拇指指腹放在对侧内庭上，适当用力上下推动，有消肿止痛的功效。可治口腔溃疡、鼻出血等上火症状。

## 厉兑　快速止吐

厉，指胃；兑，代表门。本穴在趾端，犹如胃经之门户。

【主　　治】清热和胃，苏厥醒神，通经活络。主治晕厥、呕吐、胃痛、水肿、牙痛、足背肿痛。

【部　　位】在足趾，第2趾末节外侧，趾甲根角侧后方0.1寸（指寸）。

【快速取穴】足背第2趾趾甲外侧缘与趾甲下缘各作一垂线，交点处即是。

【特效按摩】用拇指指甲尖垂直掐按厉兑，有刺痛感，每次左右各掐按1~3分钟，可以有效缓解呕吐症状。

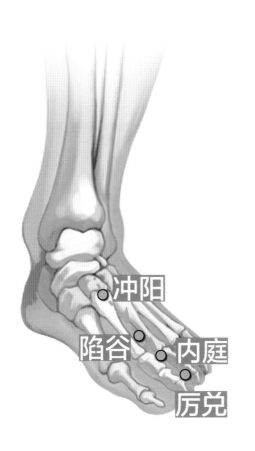

冲阳

陷谷 内庭

厉兑

冲阳

陷谷 内庭

厉兑

# 第五章
# 足太阴脾经：滋阴养血，百病不生

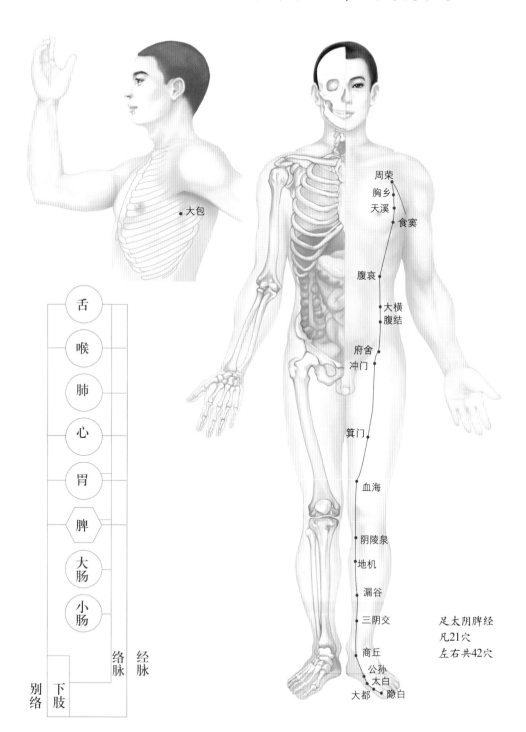

大包

周荣
胸乡
天溪
食窦

腹哀

大横
腹结

府舍
冲门

箕门

血海

阴陵泉
地机
漏谷
三阴交
商丘
公孙
太白
大都　隐白

足太阴脾经
凡21穴
左右共42穴

舌
喉
肺
心
胃
脾
大肠
小肠

络脉　经脉
别络　下肢

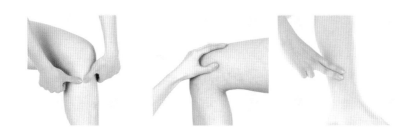

# 保养脾经的最佳方法和时间

脾经在人体的正面和侧面，可采用拍打刺激的方式保养，但需注意拍打的力度要适中，每天上午拍打，每侧10分钟左右；也可采用艾条灸的方法刺激该穴位，尤其是隐白穴，通过艾灸可起到很好的止血作用。

脾是消化、吸收、排泄的总调度，又是人体血液的统领。巳时（9:00~11:00）轮脾经值班，此时拍打刺激脾经就是对脾最好的保养。此时不要食用燥热及辛辣刺激性食物，以免伤胃败脾。脾的功能好，则消化吸收好，血液质量好，嘴唇是红润的。唇白标志血气不足，唇暗、唇紫标志寒入脾经。

### 禁忌

孕妇不宜按摩脾经上的三阴交穴。有文献记载，合按三阴交与合谷，会导致流产，故慎用。

# 脾经上潜伏的疾病

脾经是阴经，跟脏腑联系最密切，当其不通时，人的身体会出现下列病症：

经络症：脾经不畅，大脚趾内侧、脚内缘、小腿、膝盖或者大腿内侧、腹股沟等经络路线上出现发冷、酸、胀、麻、疼痛等不适感。

脏腑症：脾经功能下降，则症见全身乏力或者全身疼痛、胃痛、腹胀、大便稀、心胸烦闷、心窝下急痛。脾气绝则肌肉松软、消瘦萎缩。

亢进时症状：胁下胀痛、呕吐、足膝关节疼痛、趾活动困难、失眠。

衰弱时症状：消化不良、胃胀气、上腹部疼痛、呕吐、肢倦乏力麻木、腿部静脉曲张、嗜睡、皮肤易损伤。

左侧竖排：手太阴肺经　手阳明大肠经　足阳明胃经　**足太阴脾经**　手少阴心经　手太阳小肠经　足太阳膀胱经　足少阴肾经　手厥阴心包经　手少阳三焦经　足少阳胆经　足厥阴肝经　任脉　督脉　经外奇穴

# 脾经腧穴

## 隐白　快速止血

隐，隐蔽；白，白色。穴在隐蔽之处，其处色白。

【主　　治】调经统血，健脾宁神。主治月经过多、崩漏、腹胀、便血、中风、昏迷。
【部　　位】在足趾，大趾末节内侧，趾甲根角侧后方0.1寸（指寸）。
【快速取穴】足大趾趾甲内侧缘与下缘各作一垂线，其交点处即是。
【特效按摩】月经过多或崩漏可用艾条灸隐白，一般15分钟可见效。该穴位还可治慢性崩漏，每天灸1次，每次3分钟，掐按10~20次。

## 大都　抽筋不怕按大都

大，大小之大；都，都会。穴在大趾，为经气聚散之处。

【主　　治】健脾利湿、和胃镇惊。主治腹胀、腹痛、呕吐、便秘、胃痛、小儿惊风。
【部　　位】在足趾，第1跖趾关节远端赤白肉际凹陷中。
【快速取穴】足大趾与足掌所构成的关节，前下方掌背交界线凹陷处即是。
【特效按摩】常用大拇指指腹按揉大都，每次300下，可有效缓解抽筋。

## 太白　健脾化湿

太，甚大；白，白色。穴在大趾白肉上；此处之白肉更为开阔。

【主　　治】清热化湿，健脾和胃。主治脾胃虚弱、胃痛、腹胀、腹痛、腰痛、肠鸣。
【部　　位】在跖区，第1跖趾关节近端赤白肉际凹陷中。
【快速取穴】足大趾与足掌所构成的关节，后下方掌背交界线凹陷处即是。
【特效按摩】顺时针或逆时针方向反复揉按太白，每次2~3分钟。可治呕吐、消化不良、腹痛、肠鸣、便血、便秘等症。

## 公孙　摆平胸腹疾病

公，有通的意思；孙，孙络，在此特指络脉，脾经之络脉是从此通向胃经的。

【主　　治】健脾益胃、通调冲脉。主治呕吐、腹痛、胃痛、失眠、小儿腹泻、小儿厌食。
【部　　位】在跖区，当第1跖骨底的前下缘赤白肉际处。
【快速取穴】足大趾与足掌所构成的关节内侧，弓形骨后端下缘凹陷处即是。
【特效按摩】用中指指腹向内按压公孙，以有酸痛感为宜，可辅助治疗腹胀、腹痛、心痛、胃痛、胸痛等症。

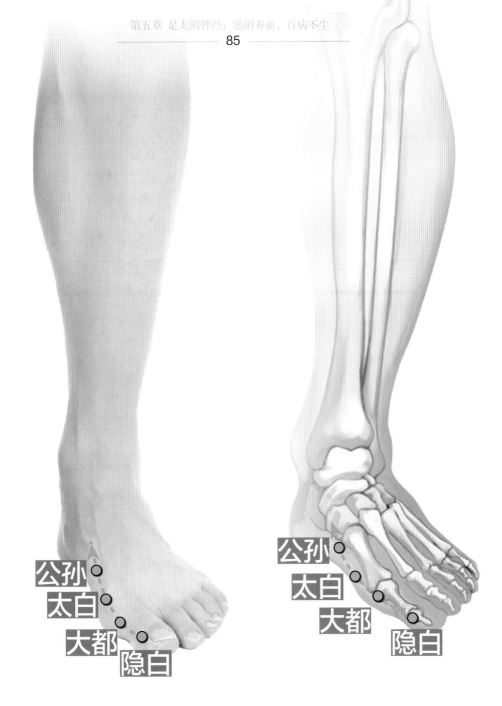

公孙
太白
大都
隐白

## 商丘 ▶ 足踝扭伤就揉它

商，五音之一，属金；丘，丘陵。此为足太阴脾经经穴，属金，在丘陵样内踝的下方。

【主　治】健脾化湿，通调肠胃。主治腹胀、肠鸣、痔疮、两足无力、足踝痛。

【部　位】在踝部，内踝前下方，舟骨粗隆与内踝尖连线中点的凹陷中。

【快速取穴】足内踝前下方凹陷处即是。

【特效按摩】足踝痛、踝关节扭伤时可用推拿法按摩商丘。经常用拇指指腹用力揉按商丘，每次1~3分钟，长期坚持对踝关节有很好的保养作用。

## 三阴交 ▶ 妇科病首选穴

三阴，指足之三阴经而言；交，指交会与交接。为足太阴、足少阴、足厥阴三条阴经气血物质之交会处。

【主　治】健脾益胃，调肝补肾，调理经带。主治脾胃虚弱、腹泻、胃痛、痛经、月经不调、月经过多、小便不利、阳痿、失眠、糖尿病、更年期综合征、白带过多、前列腺炎、早泄。

【部　位】在小腿内侧，内踝尖上3寸，胫骨内侧缘后际。

【快速取穴】手四指并拢，小指下缘靠内踝尖上，食指上缘所在水平线与胫骨后缘交点处即是。

【特效按摩】用拇指指尖垂直按压三阴交，每天早晚各1次，每次左右足各1~3分钟，可改善女性各种病症；孕妇禁按，有引发流产的危险。

## 漏谷 ▶ 小便不畅按漏谷

漏，凹陷；谷，山谷。穴居胫骨后内侧缘山谷样凹陷中。

【主　治】健脾和胃，利尿除湿。主治腹胀、腹痛、水肿、小便不利、足踝肿痛。

【部　位】在小腿内侧，内踝尖上6寸，胫骨内侧缘后际。

【快速取穴】胫骨内侧缘，内踝尖直上量两个4横指处即是。

【特效按摩】以拇指指尖垂直按压漏谷，每天早晚各1次，每次左右足各揉按1~3分钟，可缓解男性小便不利及前列腺问题。

漏谷

三阴交

商丘

漏谷

三阴交

商丘

## 地机 改善胰岛素分泌

地，土地，指下肢；机，机要。穴在下肢，肌肉最为丰富，是小腿运动的机要部位。

【主　　治】健脾渗湿，调经止带。主治腹胀腹痛、月经不调、遗精、糖尿病。

【部　　位】在小腿内侧，阴陵泉下3寸，胫骨内侧缘后际。

【快速取穴】先找到阴陵泉（见本页），直下量4横指即是。

【特效按摩】每天用中指指腹垂直用力按压1~3分钟，能调节胰岛素分泌，降低血糖。

## 阴陵泉 下焦湿热的克星

阴，阴阳之阴；陵，山陵；泉，泉水。内为阴，穴在胫骨内上髁下缘凹陷中，如山陵下之水泉。

【主　　治】清利湿热，健脾理气，益肾调经，通经活络。主治腹痛、膝痛、水肿、遗尿、中风、失眠。

【部　　位】在小腿内侧，胫骨内侧髁下缘与胫骨内侧缘之间的凹陷中。

【快速取穴】拇指沿小腿内侧骨内缘向上推，抵膝关节下，胫骨向内上弯曲凹陷处即是。

【特效按摩】双手轻握膝下处，屈曲拇指，指尖由下向上出力揉按阴陵泉，每次揉按1~3分钟，可缓解腹痛、膝痛等症。

## 血海 祛瘀血、生新血

血，气血的血；海，海洋。本穴善治各种"血"症，犹如聚溢血重归于海。

【主　　治】调经统血，健脾化湿。主治腹胀、月经不调、痛经、荨麻疹、贫血、白癜风。

【部　　位】在股前部，髌底内侧端上2寸，股内侧肌隆起处。

【快速取穴】屈膝90°，手掌伏于膝盖上，拇指与其他四指呈45°，拇指指尖处即是。

【特效按摩】每天早晚用拇指指尖按揉血海，每次1~3分钟，可使女人肌肤细腻、红润有光泽。

## 箕门 主治小便不利

箕，簸箕；门，门户。两腿张开席地而坐，形如箕。穴在大腿内侧，左右对称，似箕之门户。

【主　　治】健脾渗湿，通利下焦。主治两股生疮、阴囊湿痒、小便不利、遗尿。

【部　　位】在股前部，髌底内侧端与冲门连线上，髌底内侧端上8寸处。

【快速取穴】坐位绷腿，大腿内侧有一鱼状肌肉隆起，鱼尾凹陷处即是。

【特效按摩】每次各揉按左右箕门1~3分钟，先左后右，可治女性阴道瘙痒、男性阴囊湿疹。

手太阴肺经　手阳明大肠经　足阳明胃经　足太阴脾经　手少阴心经　手太阳小肠经　足太阳膀胱经　足少阴肾经　手厥阴心包经　手少阳三焦经　足少阳胆经　足厥阴肝经　任脉　督脉　经外奇穴

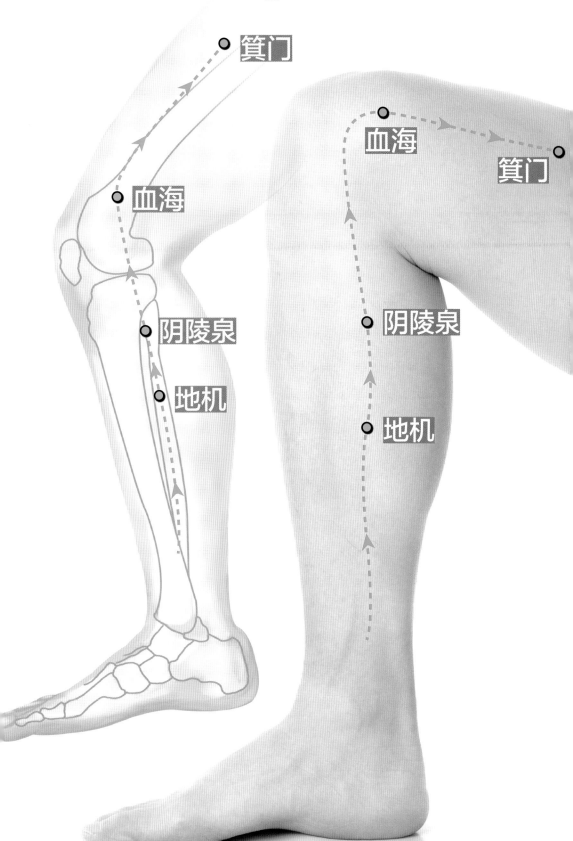

## 冲门 妇科疾病不用愁

冲，冲要；门，门户。穴在气街部，为经气通过的重要门户。

【主　　治】健脾化湿，理气解痉。主治腹痛、腹胀、小便不利、妊娠浮肿、崩漏。
【部　　位】在腹股沟斜纹中，髂外动脉搏动处的外侧，距耻骨联合中点上缘3.5寸。
【快速取穴】仰卧，腹股沟外侧可摸到搏动，搏动外侧按压有酸胀感处即是。
【特效按摩】仰卧，用中间二指按揉冲门1~3分钟，可治崩漏、带下等妇科病症。

## 府舍 腹痛不愁，府舍解忧

府，指脏腑；舍，宅舍。穴位深处是腹腔，为脏腑的宅舍。

【主　　治】健脾理气，散结止痛。主治腹痛、腹中肿块、霍乱吐泻、疝气。
【部　　位】在下腹部，脐中下4.3寸，前正中线旁开4寸。
【快速取穴】仰卧，腹股沟外侧可摸到动脉搏动处，其外侧按压有酸胀感处即是。
【特效按摩】仰卧，用中间三个手指按揉穴位1~3分钟，可治便秘、下腹疼痛、腹胀
　　　　　　等病症。

## 腹结 腹泻便秘双调节

腹，腹部；结，结聚。本穴善治腹部结聚不通之症。

【主　　治】健脾化湿，理气调肠。主治腹泻、便秘、胁痛、打嗝、疝气。
【部　　位】在下腹部，脐中下1.3寸，前正中线旁开4寸。
【快速取穴】仰卧，气海（见224页）旁开6横指，再向下0.2寸处。
【特效按摩】常用拇指指腹轻轻揉按，每次1~3分钟，对消化系统有很好的保养作用。

## 大横 每天5分钟，减肥促消化

大，大小之大；横，横竖之横。穴位在内应横行于大肠。

【主　　治】调理肠胃，温中驱寒。主治腹胀、腹痛、痢疾、腹泻、便秘、高脂血症。
【部　　位】在腹部，脐中旁开4寸。
【快速取穴】肚脐水平旁开4寸（锁骨中线上）处即是。
【特效按摩】每天早晚用中指指腹按压，每次3~5分钟，可促进肠胃消化，防治腰腹
　　　　　　肥胖。

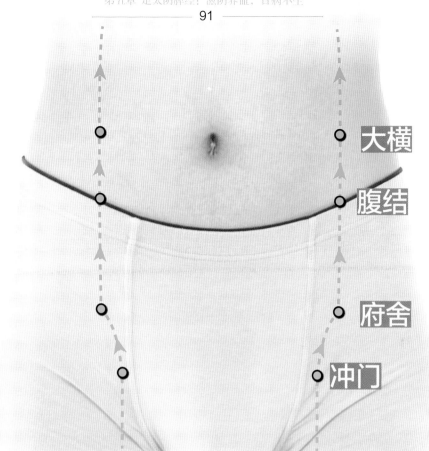

大横

腹结

府舍

冲门

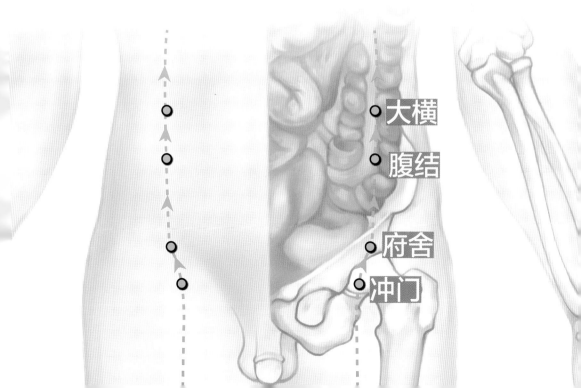

大横

腹结

府舍

冲门

手太阴肺经 手阳明大肠经 足阳明胃经 **足太阴脾经** 手少阴心经 手太阳小肠经 足太阳膀胱经 足少阴肾经 手厥阴心包经 手少阳三焦经 足少阳胆经 足厥阴肝经 任脉 督脉 经外奇穴

## 腹哀 肝胆疼痛就找它

腹，腹部；哀，伤痛。本穴善治腹部各种伤痛。

【主　　治】健脾和胃，理气调肠。主治肝胆疾病、腹痛、消化不良、便秘、痢疾。

【部　　位】在上腹部，脐上3寸，前正中线旁开4寸。

【快速取穴】肚脐沿前正中线向上量4横指，再水平旁开6横指（锁骨中线上）处即是。

【特效按摩】两掌平放于腹哀处，稍加用力后顺时针方向揉动，可辅助治疗胆结石、胆囊炎等肝胆疾病引起的疼痛、恶心。

## 食窦 食积反胃有良效

食，食物；窦，孔窦。穴在乳头外下方，深部有储藏乳汁的孔窦。本穴能促进食物营养的吸收，为补益之孔穴。

【主　　治】消食导滞，宣肺平喘，健脾和中，利水消肿。主治食积、反胃、胸膜炎、胸胁胀痛。

【部　　位】在胸部，第5肋间隙，前正中线旁开6寸。

【快速取穴】仰卧，乳头旁开3横指，再向下1个肋间隙处即是。

【特效按摩】将中间三指并拢，以指腹揉按食窦，每次1~3分钟，可治心脏疾病引起的胸痛、肋间神经痛、心悸等疾病。

## 天溪 哺乳妈妈的催乳穴

天，天空，指上天而言；溪，沟溪。穴当肋间如沟溪处。

【主　　治】宽胸通乳，理气止咳。主治胸部疼痛、咳嗽、胸胁胀痛、乳房肿痛。

【部　　位】在胸部，第4肋间隙，前正中线旁开6寸。

【快速取穴】仰卧，乳头旁开3横指处，乳头所在肋间隙即是。

【特效按摩】将中间三指并拢，以指腹揉按天溪，每次1~3分钟，可治乳房发育不良或产后母乳不畅等症。

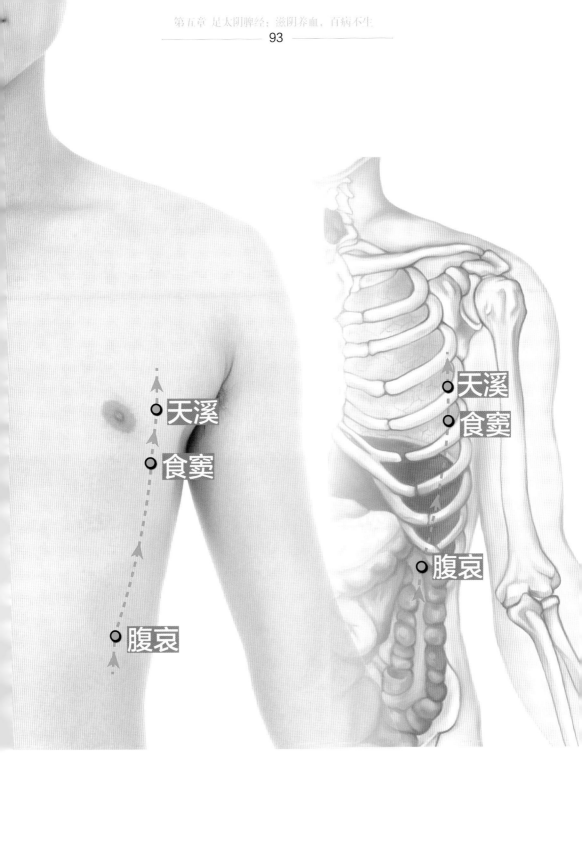

天溪

食窦

腹哀

## 胸乡　胸胁胀痛不用愁

胸，胸部；乡，指部位。穴在胸部，能治胸部疾病。

【主　　治】宣肺止咳，理气止痛。主治胸部疼痛、咳嗽、胸胁胀痛、肋间神经痛。

【部　　位】在胸部，第3肋间隙，前正中线旁开6寸。

【快速取穴】仰卧，乳头旁开3横指，再向上1个肋间隙处即是。

【特效按摩】将中间三指并拢，以指腹揉按胸乡，每次1~3分钟，可治心脏疾病引起的胸痛、肋间神经痛、咳嗽等症。

## 周荣　让您心平气顺

周，周身；荣，荣养。本穴可调和营气，荣养周身。

【主　　治】宣肺平喘、理气化痰。主治胸胁胀满、胁肋痛、咳嗽、食欲不振。

【部　　位】在胸部，第2肋间隙，前正中线旁开6寸。

【快速取穴】仰卧，乳头旁开3横指，再向上2个肋间隙处即是。

【特效按摩】中间三指并拢，以指腹揉按穴位1~3分钟，每天早晚各1次。可缓解咳嗽或者胸胁胀满。长期坚持对呼吸系统有很好的保养作用。

## 大包　肺部保健师

大，大小之大；包，包容。穴属脾之大络。脾土居中，与各脏腑有着最广泛的联系。

【主　　治】宽胸利胁，行气止痛，止咳平喘。主治肺炎、胸膜炎、哮喘、气喘、全身胀痛。

【部　　位】在胸外侧区，第6肋间隙，在腋中线上。

【快速取穴】正坐侧身或仰卧，腋窝顶点与第11肋骨端连线的中点处即是。

【特效按摩】每天早晚用中指指尖揉按大包，每次1~3分钟，有利于清除穴位内部的瘀血，消除肿块，调理肺气，对肺部具有改善和养护功能。

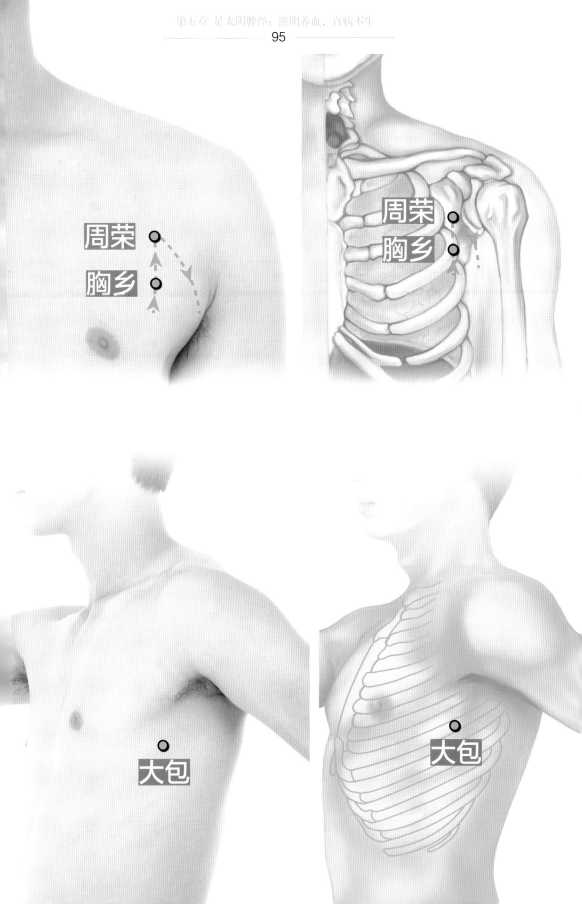

周荣

胸乡

周荣

胸乡

大包

大包

# 第六章
# 手少阴心经：掌管人体生死的君王

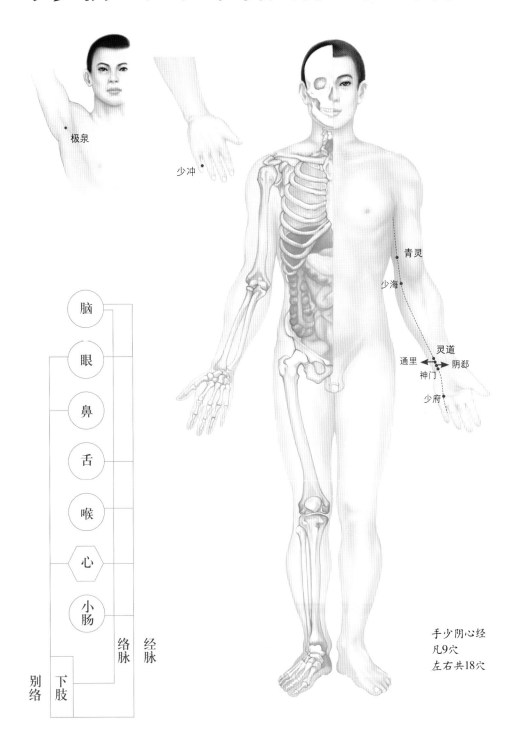

极泉

少冲

青灵

少海

灵道
通里　　　　阴郄
神门
少府

脑
眼
鼻
舌
喉
心
小肠

络脉　经脉

别络　下肢

手少阴心经
凡9穴
左右共18穴

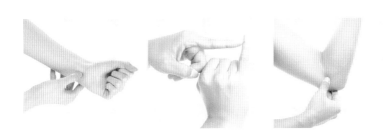

# 保养心经的最佳方法和时间

心经位于手臂内侧，左右共18穴。可在饭前轻轻拍打心经循行路线上的穴位，拍打时五指并拢微屈叩打，以感觉舒适为宜，要掌控好操作的方式。每次3~5分钟即可。

午时（11:00~13:00）是心经当令的时间，此时不宜做剧烈运动，人在午时睡片刻，对于养心大有好处，可使下午至晚上精力充沛。可以静卧闭目养神或小睡一会儿，即使睡不着，只闭上眼睛养神，对身体也很有好处。

## 禁忌

午睡虽好，但不宜超过1小时，否则易引起失眠。另外，午餐时不要吃得太多，凡事过犹不及。

# 心经上潜伏的疾病

心经异常，人体会出现下列病症：

经络症：失眠、多梦、易醒、难入睡、健忘、痴呆，心经所过的手臂疼痛、麻痹、厥冷，血压不稳。

脏腑症：心烦、心悸、心闷、心痛。心气绝则头发不泽，人瘦，面色晦暗。

亢进时症状：运动过后心悸、兴奋、口干；处在压力状态下，伴有压迫感、忧郁、内侧肩麻木、小指痛。

衰弱时症状：胸口沉闷、呼吸困难、面色苍白、肩与前臂疼痛、四肢沉重、眩晕。

# 心经腧穴

## 极泉 治冠心病的常用穴

极，高大之意；泉，水泉。穴在腋窝高处，局部凹陷如泉。

【主　　治】宽胸宁神。主治冠心病、心痛、四肢不举、乳汁分泌不足。

【部　　位】在腋窝中央，腋动脉搏动处。

【快速取穴】上臂外展，腋窝顶点可触摸到动脉搏动，按压有酸胀感处即是。

【特效按摩】每天早晚用中指按摩左右极泉各1~3分钟，可辅助治疗冠心病等各种心脏疾病。

## 青灵 祛除疼痛无烦恼

青，生发之象；灵，神灵。心为君主之官，通灵，具有脉气生发之象。

【主　　治】理气止痛，宽胸宁心。主治头痛、肩臂红肿、腋下肿痛、全身冷颤。

【部　　位】在臂前部，肘横纹上3寸，肱二头肌的内侧沟中。

【快速取穴】伸臂，确定少海（见本页）与极泉（见本页）位置，从少海沿两者连线量4横指处即是。

【特效按摩】常用手掌拍打或用拇指指腹按揉青灵，每次1~3分钟，可预防肋痛、肩臂疼痛以及心绞痛等循环系统疾病。

## 少海 常按少海，疼痛不来

少，幼小；海，海洋。少，指手少阴经。此为心经合穴，脉气至此，犹如水流入海。

【主　　治】理气通络，益心安神。主治心痛、牙痛、肘臂挛痛、眼充血、鼻充血。

【部　　位】在肘前部，横平肘横纹，肱骨内上髁前缘。

【快速取穴】屈肘90°，肘横纹内侧端凹陷处。

【特效按摩】每天早晚用拇指指腹按压少海，每次1~3分钟，可调理前臂麻木、肘关节周围软组织疾病。

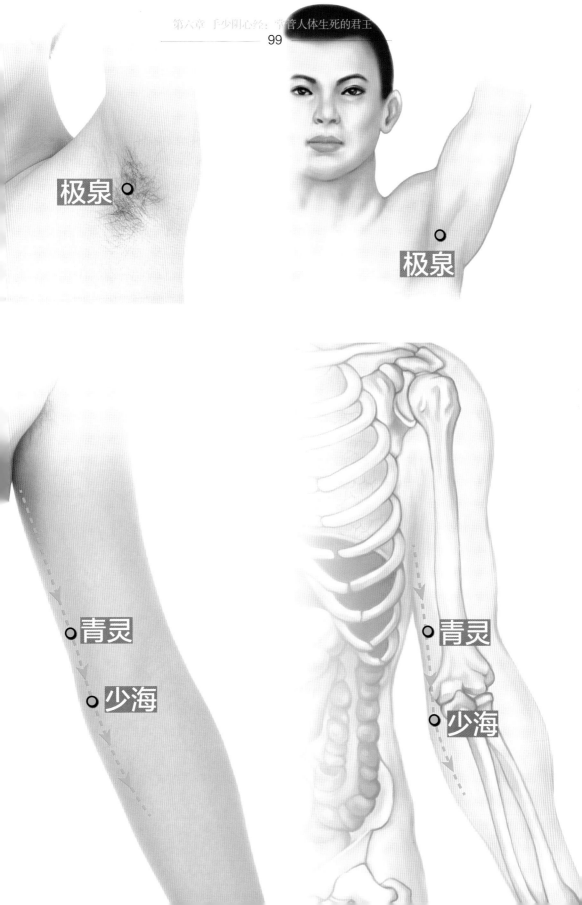

## 灵道 癫痫止抽就用它

灵，神灵；道，通道。心主神灵。穴在尺侧腕屈肌腱桡侧端，犹如通向神灵之道。

【主　治】宁心，安神，通络。主治心脏疾病、胃痛、目赤肿痛、癫痫。
【部　位】在前臂内侧，腕掌侧远端横纹上1.5寸，尺侧腕屈肌腱的桡侧缘。
【快速取穴】仰掌用力握拳，沿尺侧肌腱内侧的凹陷，从腕横纹向上量2横指处即是。
【特效按摩】癫痫发作时抽搐的患者，平常多揉灵道，可以防治抽搐。

## 通里 有效缓解肘臂肿痛

通，通往；里，内里。心经络脉由本穴别出，与小肠经互为表里而相通。

【主　治】清热安神，通经活络。主治肘臂肿痛、头痛、头昏、心悸、扁桃体炎。
【部　位】在前臂前区，腕掌侧远端横纹上1寸，尺侧腕屈肌腱的桡侧缘。
【快速取穴】仰掌用力握拳，沿尺侧肌腱内侧的凹陷，从腕横纹向上量1横指处即是。
【特效按摩】可治坐骨神经痛，一侧坐骨神经痛就揉另一侧通里。

## 阴郄 治疗骨蒸盗汗有特效

阴，阴阳之阴；郄，孔隙。此为手少阴经之郄穴。

【主　治】宁心安神，清心除烦。主治胃痛、吐血、心痛、盗汗、失语。
【部　位】在前臂前区，腕掌侧远端横纹上0.5寸，尺侧腕屈肌腱的桡侧缘。
【快速取穴】仰掌用力握拳，沿尺侧肌腱内侧的凹陷，从腕横纹向上量半横指处。
【特效按摩】按摩阴郄，对骨蒸盗汗（晚上睡觉心里烦躁，易做噩梦，一出汗就醒，醒时不出汗）有特效。

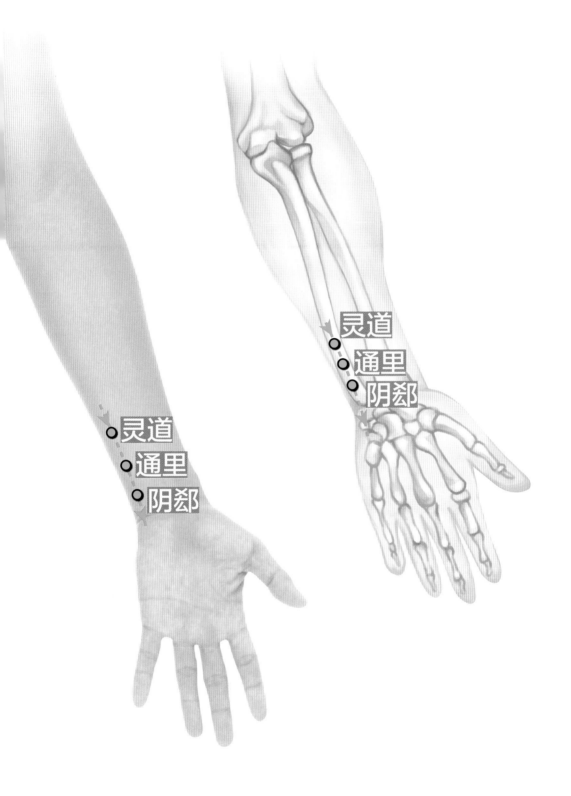

## 神门　安神固本之要穴

神，心神；门，门户。心藏神。此为心经之门户。

【主　治】补益心气，通经活络。主治心烦、失眠、痴呆、头痛、心悸、目眩、手臂疼痛、冠心病。

【部　位】在腕前区，腕掌侧远端横纹尺侧端，尺侧腕屈肌腱的桡侧缘。

【快速取穴】微握掌，另手四指握住手腕，屈拇指，指甲尖所到凹陷处即是。

【特效按摩】每天早晚用拇指指甲尖垂直掐按，每次1~3分钟，可调理心烦、失眠、糖尿病、高血压等症。

## 少府　养心护肾一举两得

少，幼小；府，处所。穴属手少阴心经，为脉气所溜之处。

【主　治】清心泻热，理气活络。主治心悸、胸痛、手小指拘挛、臂神经痛。

【部　位】在手掌，横平第5掌指关节近端，第4、第5掌骨之间。

【快速取穴】半握拳，小指指尖所指处即是。

【特效按摩】常用拇指指尖按压少府，每次3~5分钟，可调节脏腑、活血润肤。

## 少冲　用力掐按可缓解焦虑

少，幼小；冲，冲动。本穴是手少心阴经井穴，脉气由此涌出并沿经脉上行。

【主　治】生发心气，清热熄风，醒神开窍。主治癫狂、热病、中风昏迷、目黄、胸痛。

【部　位】在手指，小指末节桡侧，指甲根角侧上方0.1寸（指寸）。

【快速取穴】伸小指，沿指甲底部与指桡侧引线交点处即是。

【特效按摩】每天早晚用拇指指甲尖垂直掐按，每次3~5分钟，有利于心脏健康。

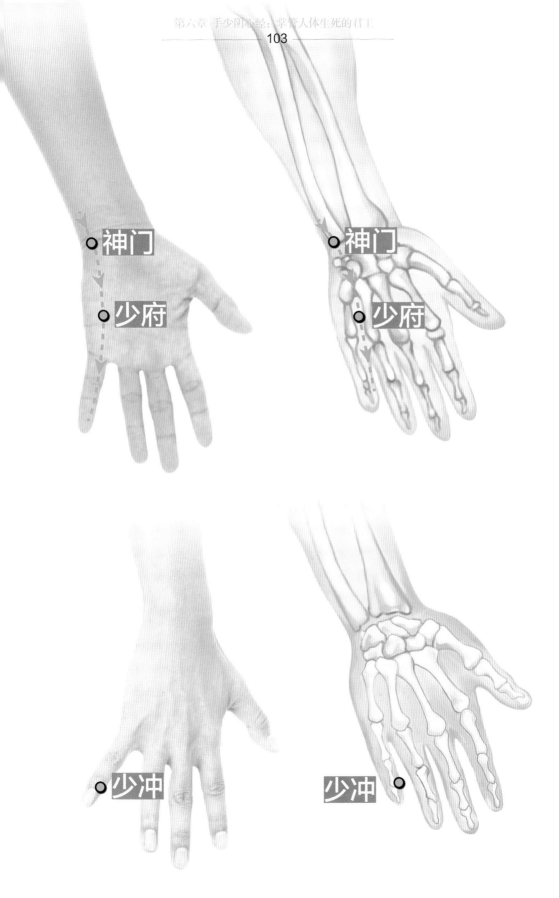

# 第七章
# 手太阳小肠经: 反映心脏能力的镜子

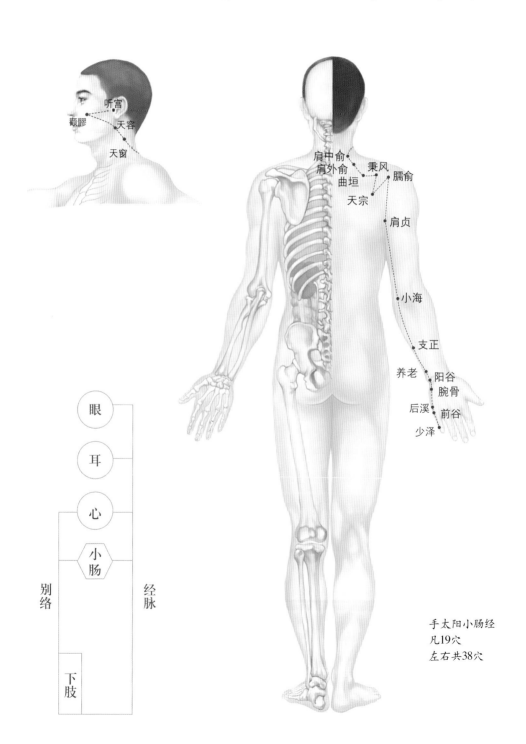

听宫
颧髎　天容
天窗

肩中俞
肩外俞　秉风
曲垣　臑俞
天宗

肩贞

小海

支正

养老　阳谷
腕骨
后溪　前谷
少泽

眼

耳

心

小肠

别络　　经脉

下肢

手太阳小肠经
凡19穴
左右共38穴

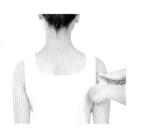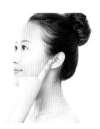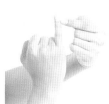

# 保养小肠经的最佳方法和时间

小肠经位于肩部和手臂外侧，午餐后按经脉循行路线按揉小肠经穴位能起到最佳效果，肩部可请家人帮助按揉，但要注意力度，以舒适为度。每次按揉5~10分钟。颈肩痛患者可着重按揉后溪穴，老年人可多按揉养老穴。

未时（13:00~15:00）是小肠经当令，是保养小肠的最佳时段。此时多喝水、喝茶有利于小肠排毒降火。午餐最好在13:00之前吃完，此时小肠精力最旺盛，可更好地吸收营养物质。否则，就会造成浪费。午饭一定要吃好，饮食的营养价值要高、要精、要丰富。

---
### 禁忌
---

尽管午餐最好在13:00之前吃完，但也不要赶在12:00时吃饭，因为此时人的血气是全天中最旺的时刻，身体处于最亢奋的状态。

# 小肠经上潜伏的疾病

小肠经发生病变时，主要表现为以下疾病：

经络症：耳聋、目黄、口疮、咽痛、下颌和颈部肿痛，以及经脉所过部位的手肩疼痛。

脏腑症：绕脐而痛，心烦心闷，头顶痛坠，腰脊痛引，睾丸疝气、小便赤涩、尿闭、血尿、自汗不止。

亢进时症状：颈、后脑、太阳穴至耳疼痛，肚脐与下腹部疼痛，便秘，后肩胛至臂外后廉疼痛。

衰弱时症状：颌、颈浮肿，耳鸣，听力减退，呕吐，腹泻，手足怕冷，身体虚弱。

左侧竖排：手太阴肺经 手阳明大肠经 足阳明胃经 足太阴脾经 手少阴心经 **手太阳小肠经** 足太阳膀胱经 足少阴肾经 手厥阴心包经 手少阳三焦经 足少阳胆经 足厥阴肝经 任脉 督脉 经外奇穴

# 小肠经腧穴

## 少泽 通乳功臣

少，幼小；泽，沼泽。穴在小指上，脉气初生之处，如始于小泽。

【主　治】清热利咽，通乳开窍。主治头痛、颈项痛、中风昏迷、乳汁不足。

【部　位】在手指，小指末节尺侧，距指甲根角侧上方0.1寸（指寸）。

【快速取穴】伸小指，沿指甲底部与指尺侧引线交点处即是。

【特效按摩】用指甲尖垂直掐按少泽1~3分钟，也可把5根牙签捆在一起，点刺穴位100下，可治头痛、中风昏迷、产后无乳等症。

## 前谷 泻火治口疮

前，前后之前；谷，山谷。第5掌指关节前凹陷如谷，穴在其处。

【主　治】清利头目，安神定志，通经活络。主治头项急痛、口疮、手指痒麻、臂痛不得举。

【部　位】在手指，第5掌指关节尺侧远端赤白肉际凹陷中。

【快速取穴】握拳，小指掌指关节前有一皮肤皱襞突起，其尖端处即是。

【特效按摩】常用拇指指腹按揉前谷，每次1~3分钟，对上肢麻痹有良好的调理作用。

## 后溪 治疗颈椎腰椎病的常用穴

后，前后之后；溪，山洼流水之沟。第5掌指关节后凹陷如沟。指穴位于第5掌骨之后方。

【主　治】清心安神，通血活络。主治颈肩痛、肘臂痛、汗多、落枕、急性腰扭伤。

【部　位】在手内侧，第5掌指关节尺侧近端赤白肉际凹陷中。

【快速取穴】握拳，小指掌指关节后有一皮肤皱襞突起，其尖端处即是。

【特效按摩】以一手握另一手掌背，弯曲拇指，垂直下压后溪，每次掐按1~3分钟，可有效治疗颈椎痛、闪腰、颈腰部慢性劳损等症。

## 腕骨 胆囊疾病多按揉

腕，腕部；骨，骨头。穴在腕部骨间。

【主　治】利湿，止咳。主治黄疸、疟疾、手腕无力、落枕、前臂痛、头痛、耳鸣。

【部　位】在手内侧，第5掌骨基底与三角骨之间的赤白肉际凹陷中。

【快速取穴】微握拳，掌心向胸，由后溪（见本页）向腕部推，摸到两骨结合凹陷处。

【特效按摩】用拇指指腹按压腕骨，每次1~3分钟，长期坚持对头项强痛、肩关节疼痛均有良好的调理作用。

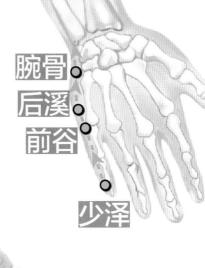

腕骨 ○

后溪 ○
前谷 ○

少泽 ○

腕骨 ○

后溪 ○
前谷 ○

少泽 ○

## 阳谷　五官"小医生"

阳，阴阳之阳；谷，山谷。外为阳，腕外骨隙形如山谷，穴当其处。

【主　治】明目安神，通经活络。主治头痛，臂、腕外侧痛，耳鸣，耳聋。
【部　位】在腕部，尺骨茎突与三角骨之间的凹陷中。
【快速取穴】屈腕，在手背腕外侧摸到两骨结合凹陷处即是。
【特效按摩】用拇指指腹按压阳谷，每次1~3分钟，可协调脏腑功能，增强机体抗病能力。

## 养老　晚年体健靠养老

养，赡养；老，老人。本穴善治目花、耳聋、腰酸和肩痛等老年人常见病症。

【主　治】清头明目，舒筋活络。主治老年痴呆、目视不明、耳聋、急性腰痛。
【部　位】在前臂外侧，腕背横纹上1寸，尺骨头桡侧凹陷中。
【快速取穴】屈腕掌心向胸，沿小指侧隆起高骨往桡侧推，触及一骨缝处即是。
【特效按摩】用食指指尖垂直下压养老1~3分钟，可辅助治疗高血压、老年痴呆、头昏眼花、耳聋、腰酸腿痛等老年病。

## 支正　头晕目眩找支正

支，支别；正，正经。小肠之络脉由此别离正经，走向心经。

【主　治】安神定志，清热解表，通经活络。主治头痛、目眩、腰背酸痛、四肢无力、糖尿病。
【部　位】在前臂外侧，腕背侧远端横纹上5寸，尺骨尺侧与尺侧腕屈肌之间。
【快速取穴】屈肘俯掌，确定阳谷（见本页）与小海（见本页）位置，二者连线中点向下1横指处即是。
【特效按摩】每天用拇指指腹揉按支正1~3分钟，可辅助治疗头晕、目眩以及手麻、颈椎压迫症。

## 小海　贫血眩晕求小海

小，微小，指小肠经；海，海洋。此穴为小肠经合穴，气血至此犹如水流入海。

【主　治】安神定志，清热通络。主治目眩、耳聋、颊肿、颈项痛、贫血眩晕。
【部　位】在肘外侧，尺骨鹰嘴与肱骨内上髁之间凹陷中。
【快速取穴】屈肘，肘尖最高点与肘部内侧高骨最高点间凹陷处即是。
【特效按摩】拇指指腹垂直下压小海1~3分钟，可改善贫血者下蹲后站立时导致的眼前昏黑及眩晕感。

小海

支正

养老

阳谷

小海

支正

养老

阳谷

## 肩贞 肩周炎的必用穴

肩，肩部，指穴所在之部位；贞，第一。此为小肠经入肩的第一穴。

【主　治】清头聪耳，通经活络。主治肩周炎、肩胛痛、手臂麻痛、耳鸣。

【部　位】在肩关节后下方，腋后纹头直上1寸。

【快速取穴】正坐垂臂，从腋后纹头向上量1横指处即是。

【特效按摩】以中指指腹按压肩贞，每次左右各揉按1~3分钟，可治肩胛痛、手臂麻木、耳鸣、耳聋等。

## 臑俞 预防上肢不遂

臑，上臂肌肉隆起处；俞，穴。穴在臑部，为经气输注之处。

【主　治】舒筋活络，化痰消肿。主治肩臂酸痛无力、肩肿、颈淋巴结核。

【部　位】在肩后部，腋后纹头直上，肩胛冈下缘凹陷中。

【快速取穴】手臂内收，腋后纹末端直上与肩胛冈下缘交点即是。

【特效按摩】用中指指腹按压臑俞，每次1~3分钟，长期坚持对上肢和肩关节都有很好的保养作用，还可有效预防上肢不遂、肩周炎等。

## 天宗 健胸美体按天宗

天，天空，指上部；宗，指"本"，含中心之意。意为穴在肩胛冈中点下窝正中。

【主　治】舒筋活络，理气消肿。主治颈椎病、肩胛疼痛、肩周炎、颊颌肿、肘酸痛、乳房胀痛、气喘、小儿脊柱侧弯。

【部　位】在肩胛区，肩胛冈下缘与肩胛骨下角连线上1/3与下2/3交点凹陷中。

【快速取穴】以对侧手，由颈下过肩，手伸向肩胛骨处，中指指腹所在处即是。

【特效按摩】常用中指指腹按揉天宗，每次1~3分钟，或用艾条灸5~10分钟，可使颈肩气血旺盛、胸部气血畅通。

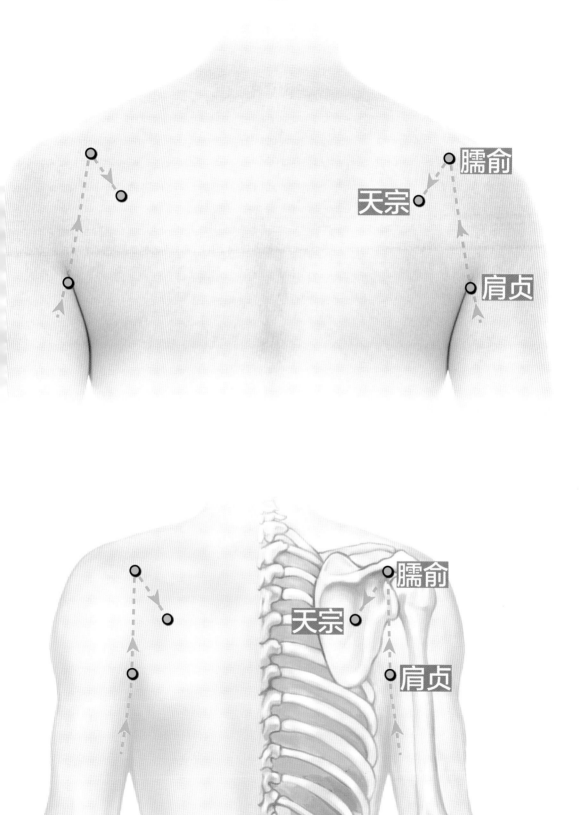

## 秉风 肩胛疼痛就灸它

秉，承受；风，风邪。穴在易受风邪之处。

【主　治】散风活络，止咳化痰。主治肩胛疼痛不举、颈强不得回顾、咳嗽。
【部　位】在肩胛区，肩胛冈中点上方冈上窝中。
【快速取穴】举臂，天宗（见110页）直上，肩胛部凹陷处即是。
【特效按摩】按揉秉风3~5分钟，或用艾条灸5~10分钟，可缓解肩胛疼痛。

## 曲垣 常按可延缓身体老化

曲，弯曲；垣，矮墙。肩胛冈弯曲如墙，穴当其处。

【主　治】舒筋活络，疏风止痛。主治肩胛拘挛疼痛、上肢酸麻、咳嗽。
【部　位】在肩胛区，肩胛冈内侧端上缘凹陷中。
【快速取穴】低头，后颈部最突起椎体往下数2个椎体，即第2胸椎棘突，与臑俞（见110页）连线中点处即是。
【特效按摩】每天早晚用中指指腹按揉曲垣1~3分钟，对眼部疲劳、上肢不适等症状有很好的调理作用，还可延缓身体衰老。

## 肩外俞 刮痧可治头痛

肩，肩部；外，外侧；俞，穴。穴在肩部，约当肩胛骨内侧缘之稍外方。

【主　治】舒筋活络，祛风止痛。主治肩背酸痛、颈项僵硬、上肢冷痛、偏头痛。
【部　位】在脊柱区，第1胸椎棘突下，后正中线旁开3寸。
【快速取穴】在背部，先找到第1胸椎棘突，在其下方旁开4横指处即是。
【特效按摩】按揉肩外俞3~5分钟，或用艾条灸5~10分钟，可治疗肩背疼痛、颈项强急等肩背颈项疾病。

## 肩中俞 让肩背更有力

肩，肩部；中，中间；俞，穴。穴在肩部，约当肩胛骨内侧缘之里。

【主　治】解表宣肺。主治咳嗽、肩背酸痛、颈项僵硬、发热恶寒。
【部　位】在脊柱区，第7颈椎棘突下，后正中线旁开2寸。
【快速取穴】低头，后颈部最突起椎体旁开3横指处即是。
【特效按摩】按揉肩中俞3~5分钟，可缓解颈肩疼痛。

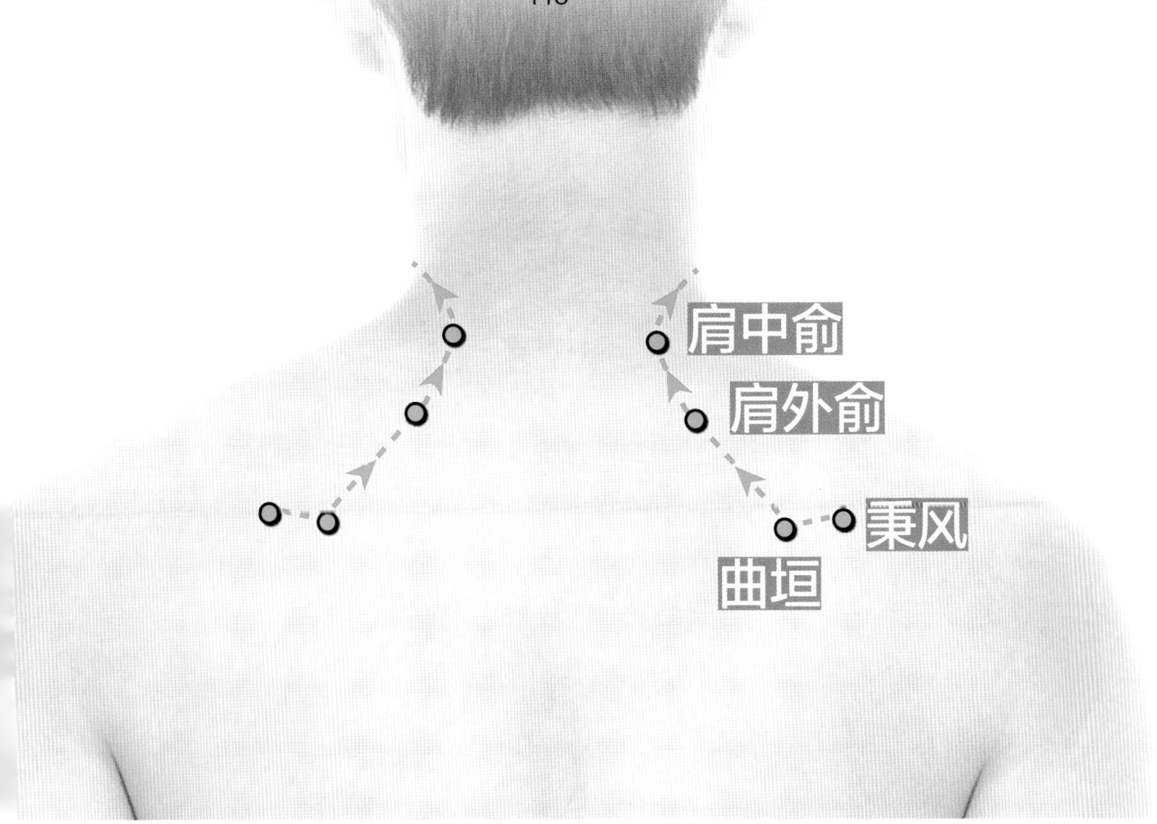

肩中俞

肩外俞

秉风

曲垣

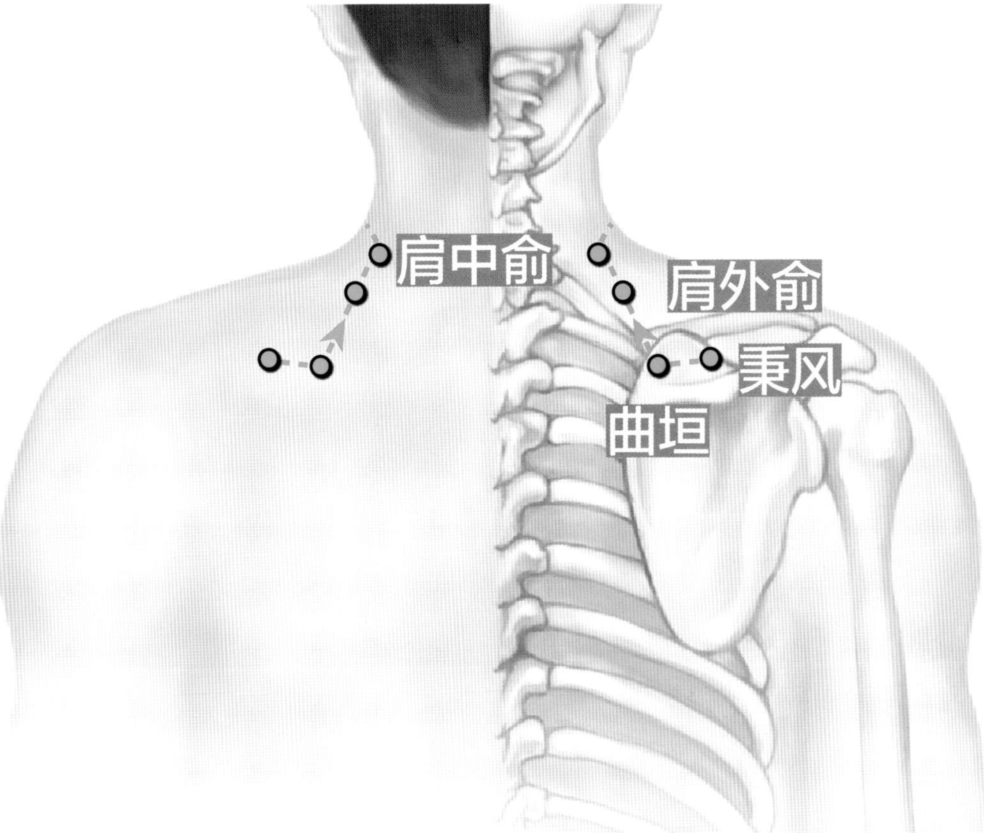

肩中俞

肩外俞

秉风

曲垣

左侧竖排导航：
手太阴肺经　手阳明大肠经　足阳明胃经　足太阴脾经　手少阴心经　**手太阳小肠经**　足太阳膀胱经　足少阴肾经　手厥阴心包经　手少阳三焦经　足少阳胆经　足厥阴肝经　任脉　督脉　经外奇穴

## 天窗　五官疾病就找它

天，天空，指上部；窗，窗户。穴在头部，位于上，主治耳病，可通耳窍，如开天窗。

【主　　治】熄风宁神，利咽聪耳。主治头痛、耳鸣、咽喉肿痛、痔疮。
【部　　位】在颈部，横平喉结，胸锁乳突肌的后缘。
【快速取穴】转头，从耳下向喉咙中央走行的绷紧的肌肉后缘与喉结相平处即是。
【特效按摩】按揉天窗3~5分钟，或用艾条灸5~10分钟，可治耳鸣、耳聋等耳部疾病。

## 天容　缓解落枕不适

天，天空，指上部；容，隆盛。穴在头部，位于上方，为经气隆盛之处。

【主　　治】清热利咽，消肿降逆。主治头痛、耳鸣、耳聋、咽喉肿痛、哮喘。
【部　　位】在颈部，下颌角后方，胸锁乳突肌前缘凹陷中。
【快速取穴】耳垂下方的下颌角后方凹陷处即是。
【特效按摩】用中指指腹按揉天容3~5分钟，能缓解落枕带来的不适，用艾条灸天容5~10分钟，可治耳鸣、耳聋、咽喉肿痛等五官疾病。

## 颧髎　色斑粉刺一扫光

颧，颧部；髎，骨隙。穴在颧部骨隙中。

【主　　治】祛风镇惊，清热消肿。主治面痛、口眼㖞斜、三叉神经痛、牙龈肿痛。
【部　　位】在面部，颧骨下缘，目外眦直下凹陷中。
【快速取穴】在面部，颧骨最高点下缘凹陷处即是。
【特效按摩】常按摩颧髎，每次1~3分钟，对面部有很好的保养作用，可提升气色，振奋精神，还可以预防面神经麻痹、三叉神经痛等面部疾病。

## 听宫　耳聋耳鸣就找它

听，听闻；宫，宫里。听宫，指耳窍。穴在耳部，可治耳病，有通耳窍之功。

【主　　治】聪耳开窍。主治耳鸣、耳聋、中耳炎、耳部疼痛、聋哑、牙痛、面瘫。
【部　　位】在面部，耳屏正中与下颌骨髁突之间的凹陷中。
【快速取穴】微张口，耳屏与下颌关节之间凹陷处即是。
【特效按摩】常用的按摩手法是一压一放，力度适中，每次双侧同时按压1~3分钟。可治疗耳鸣、耳聋，也可用于辅助治疗面瘫、牙痛等头面疾病，有活络通窍、聪耳明目的功效。

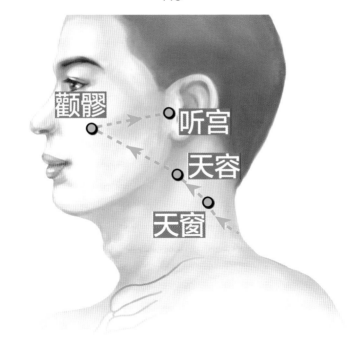

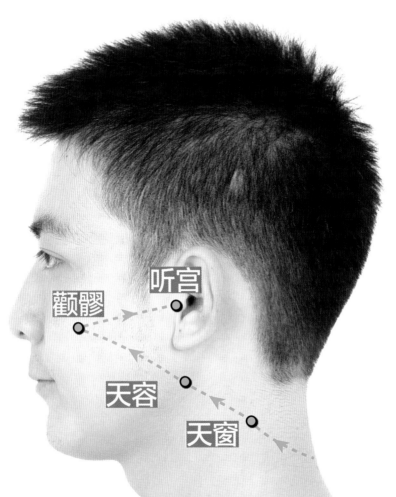

# 第八章
# 足太阳膀胱经: 通达人体全身的水道

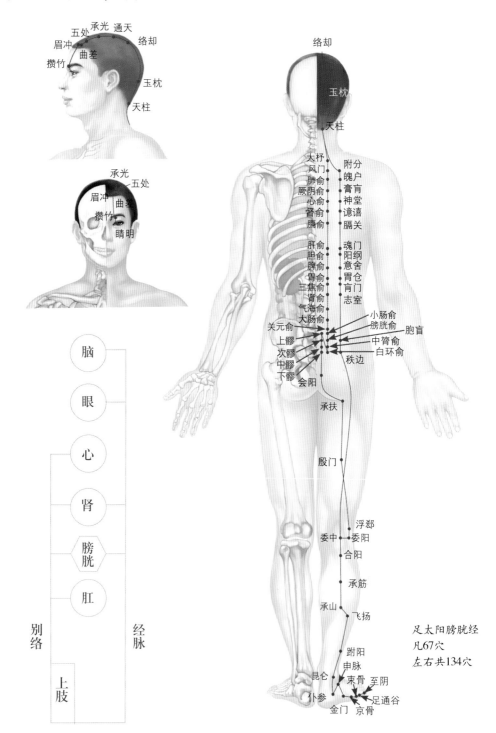

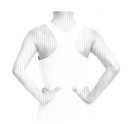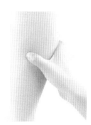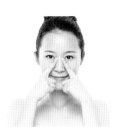

# 保养膀胱经的最佳方法和时间

膀胱经从头顶到足部左右共134穴，可用双手拇指和食指捏住脊柱两边肌肉（或用掌根）尽可能从颈椎一直推到尾骨，然后十指并拢，按住脊柱向上推回到开始的位置；腿部的膀胱经可用点揉或敲打的方式充分刺激穴位。每日1次，每次反复推几遍。

申时（15:00~17:00）是膀胱经当令，膀胱负责贮藏水液和津液，水液排出体外，津液循环在体内，此时宜适时饮水。申时体温较高，阴虚的人最为突出。此时适当活动有助于体内津液循环，喝滋阴泻火的茶水对阴虚的人最有效。

## 禁忌

饮水后一定不要憋小便，否则不利于排毒。另外，午时睡个午觉，有利于保证申时精力充沛。

# 膀胱经上潜伏的疾病

膀胱经发生病变时，主要表现为以下疾病：

经络症：膀胱经虚寒则容易怕风怕冷、流鼻涕、打喷嚏，经脉循行部位如项、背、腰、小腿疼痛及运动障碍。

脏腑症：小便不利、遗尿、尿浊、尿血；膀胱气绝则遗尿，目反直视（三白眼）。

亢进时症状：泌尿生殖器疾病、后背肌肉强直酸痛、脊椎部酸痛、下肢痉挛疼痛、前头与后头痛。

衰弱时症状：尿少、生殖器肿胀、背部肌肉胀痛、四肢倦重无力、眩晕、腰背无力。

# 膀胱经腧穴

## 睛明 眼睛明亮的法宝

睛，眼睛；明，明亮。穴在眼区，有明目之功。

【主　　治】泻热明目，祛风通络。主治目视不明、近视、夜盲、急性腰扭伤。
【部　　位】在面部，目内眦内上方眶内侧壁凹陷中。
【快速取穴】正坐合眼，手指置于内侧眼角稍上方，按压有一凹陷处即是。
【特效按摩】睛明是治疗所有眼病的关键穴位，按摩时用拇指指端按揉睛明，每次双侧同时按揉2分钟左右。

## 攒竹 刮痧可治黑眼圈

攒，簇聚；竹，竹子。穴在眉头，眉毛丛生，犹如竹子簇聚。

【主　　治】泻热清目，祛风通络。主治头痛、口眼㖞斜、目赤肿痛、近视、夜盲症。
【部　　位】在面部，眉头凹陷中，额切迹处。
【快速取穴】皱眉，眉毛内侧端有一隆起处即是。
【特效按摩】可用食指中节由内向外沿眉毛刮抹眼眶，稍用力，对治疗眼睛红肿、肿痛等热证效果通常较好，也可疏筋活络，舒眉展目。

## 眉冲 目赤肿痛找眉冲

眉，眉毛；冲，直上。穴在前发际，眉毛的直上方。

【主　　治】散风清热，镇痉宁神。主治眩晕、头痛、鼻塞、目视不明、目赤肿痛。
【部　　位】在头部，额切际直上入发际0.5寸。
【快速取穴】手指自眉毛向上推，入发际0.5寸处按压有痛感处即是。
【特效按摩】常用食指指腹按揉眉冲或用刮痧板刮拭，可治目赤肿痛、目视不明等眼部疾病，有疏风泻热的效果。

## 曲差 治疗鼻疾有特效

曲，弯曲；差，不齐。本脉自眉冲曲而向外，至本穴又曲而向后，表面参差不齐。

【主　　治】清热明目，安神利窍。主治头痛、鼻塞、鼻出血、心中烦闷、眼病。
【部　　位】在头部，前发际正中直上0.5寸，旁开1.5寸。
【快速取穴】前发际正中直上0.5寸，再旁开量2横指，取前发际中点至额角发迹连线的内1/3与外2/3交界处即是。
【特效按摩】用食指指腹按压曲差，每次左右各1~3分钟，可缓解鼻塞、流鼻涕、鼻炎等症状。

手太阴肺经 手阳明大肠经 足阳明胃经 足太阴脾经 手少阴心经 手太阳小肠经 足太阳膀胱经 足少阴肾经 手厥阴心包经 手少阳三焦经 足少阳胆经 足厥阴肝经 任脉 督脉 经外奇穴

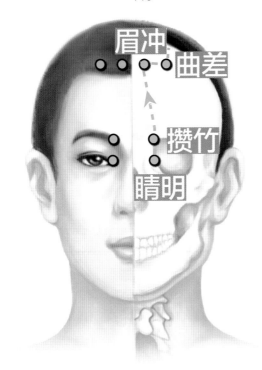

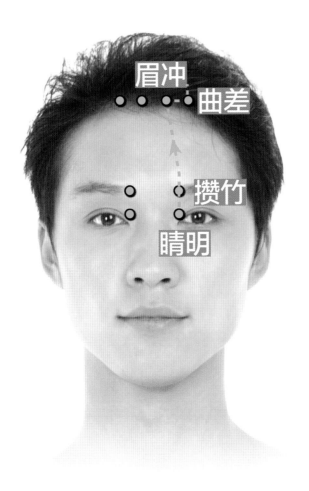

## 五处 小儿惊风不可怕

五，第五；处，处所。此为足太阳之脉第五穴所在之处。

【主　治】清热散风，明目镇痉。主治小儿惊风、头痛、目眩、目视不明、癫痫。
【部　位】在头部，前发际正中直上1寸，旁开1.5寸。
【快速取穴】前发际正中直上1横指，再旁开量2横指处即是。
【特效按摩】遇到小儿惊风时，用食指指腹按压五处，左右同时按压3分钟，能迅速缓解小儿惊风症状，使孩子及时得到救治。

## 承光 常按可放松身心

承，承受；光，光明。穴在头顶部，容易承受光线。

【主　治】清热明目，疏风散热。主治头痛、口眼㖞斜、鼻塞、目眩、目视不明。
【部　位】在头部，前发际正中直上2.5寸，旁开1.5寸。
【快速取穴】先取百会（见240页），再取百会至前发际的中点，再旁开量2横指处即是。
【特效按摩】以食指指腹按压承光，每次左右各1~3分钟，对头痛、目眩、鼻塞等症有特殊的疗效。

## 通天 让鼻内畅通无阻

通，通达；天，天空，指上部。穴在头部，上通巅顶。

【主　治】清热除湿，通利鼻窍。主治颈项强硬、头痛、头重、鼻塞、口眼㖞斜。
【部　位】在头部，前发际正中直上4寸，旁开1.5寸处。
【快速取穴】先取承光（见本页），其直上2横指处即是。
【特效按摩】用食指按压通天，每次3分钟左右，也可用刮痧疗法，可治疗头痛、鼻塞、鼻出血、鼻窦炎等疾病。

## 络却 消除抑郁精神好

络，联络；却，返回。膀胱经脉气由此入里联络于脑，然后又返回体表。

【主　治】清热安神，平肝熄风。主治口㖞、眩晕、鼻塞、目视不明、抑郁症。
【部　位】在头部，前发际正中直上5.5寸，旁开1.5寸。
【快速取穴】先取承光（见本页），其直上4横指处即是。
【特效按摩】用食指按压络却，每天早晚各1次，每次3分钟左右，也可用刮痧疗法，可治疗头晕、目视不明、耳鸣等症。

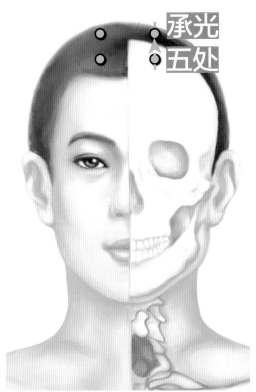
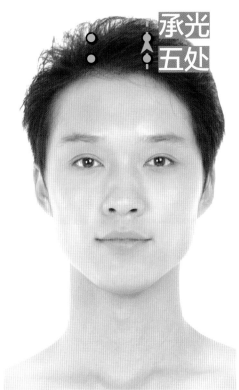

承光
五处

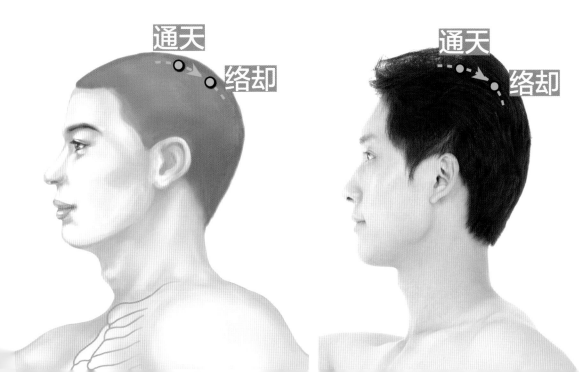

通天
络却

## 玉枕  头痛就刮它

玉，玉石；枕，枕头。古称枕骨为"玉枕骨"，穴在其上。

【主　　治】清热明目，通经活络。主治头痛、眩晕、目痛不能远视、鼻塞。

【部　　位】在头部，后发际正中直上2.5寸，旁开1.3寸。

【快速取穴】沿后发际正中向上轻推，触及枕骨，由此旁开2横指，在骨性隆起的外上缘有一凹陷处即是。

【特效按摩】头痛时，可点按玉枕3分钟或用刮痧板由上向下刮拭此穴，刮至头皮发热，头痛就会缓解很多。

## 天柱  头脑清楚，天柱帮助

天，天空；柱，支柱。上部为天。颈椎古称"柱骨"，穴在其旁。

【主　　治】清头明目，强健筋骨。主治头痛、颈项僵硬、肩背疼痛、落枕、哮喘。

【部　　位】在颈后部，横平第2颈椎棘突上际，斜方肌外缘凹陷中。

【快速取穴】后发际正中旁开2横指处即是。

【特效按摩】每天坚持按压天柱，每次连叩9下，对治疗头痛、视力模糊、头脑不清有显著疗效。

## 大杼  颈肩不适的克星

大，大小之大；杼，即梭。第1胸椎较大，棘突如梭，穴在其旁。

【主　　治】强筋骨，清邪热。主治咳嗽、肩背疼痛、喘息、胸胁支满。

【部　　位】在上背部，当第1胸椎棘突下，后正中线旁开1.5寸。

【快速取穴】低头屈颈，颈背交界处椎骨高突向下推1个椎体，下缘旁开2横指处。

【特效按摩】用中指指腹按压大杼，每次左右各按揉1~3分钟，可治咳嗽、发热、肩背痛等疾病。

## 风门  防治感冒莫忘它

风，风邪；门，门户。穴居易为风邪侵入之处，并善治风邪之症，故被认为是风邪出入之门户。

【主　　治】宣肺解表，益气固表。主治伤风咳嗽、发热、头痛、哮喘、呕吐、感冒。

【部　　位】在上背部，第2胸椎棘突下，后正中线旁开1.5寸。

【快速取穴】低头屈颈，颈背交界处椎骨高突向下推2个椎体，其下缘旁开2横指处即是。

【特效按摩】用中指指腹按压风门，每次左右各按揉1~3分钟，可有效治疗各种风寒感冒、发热、咳嗽、哮喘、支气管炎等疾病。

手太阴肺经　手阳明大肠经　足阳明胃经　足太阴脾经　手少阴心经　手太阳小肠经　**足太阳膀胱经**　足少阴肾经　手厥阴心包经　手少阳三焦经　足少阳胆经　足厥阴肝经　任脉　督脉　经外奇穴

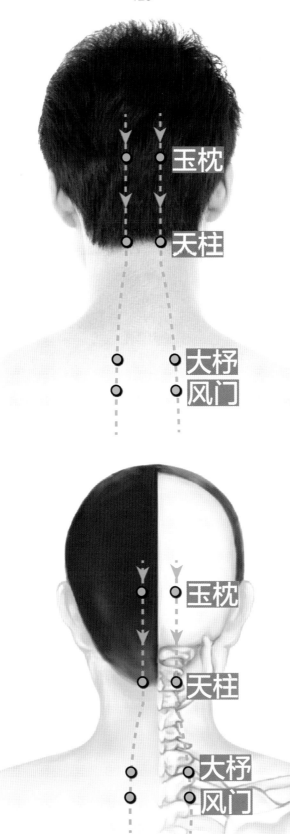

玉枕

天柱

大杼
风门

玉枕

天柱

大杼
风门

手太阴肺经 手阳明大肠经 足阳明胃经 足太阴脾经 手少阴心经 手太阳小肠经 足太阳膀胱经 足少阴肾经 手厥阴心包经 手少阳三焦经 足少阳胆经 足厥阴肝经 任脉 督脉 经外奇穴

## 肺俞 哮喘病的克星

肺，肺脏；俞，输注。本穴是肺气转输于后背体表的部位。

【主　治】宣肺解表，清热理气。主治咳嗽、哮喘、胸满喘逆、酒糟鼻、耳聋、小儿感冒。

【部　位】在上背部，第3胸椎棘突下，后正中线旁开1.5寸。

【快速取穴】低头屈颈，颈背交界处椎骨高突向下推3个椎体，下缘旁开2横指处。

【特效按摩】用手掌反复摩擦肺俞，可以很快缓解哮喘。

## 厥阴俞 保护心脏的卫士

厥阴，两阴交会之意，在此指心包络；俞，输注。本穴是心包络之气转输于后背体表的部位。

【主　治】宽胸理气，活血止痛。主治胃痛、呕吐、心痛、心悸、胸闷。

【部　位】在上背部，第4胸椎棘突下，后正中线旁开1.5寸。

【快速取穴】低头屈颈，颈背交界处椎骨高突向下推4个椎体，下缘旁开2横指处。

【特效按摩】常用按摩棒轻轻拍打厥阴俞30~60下，可缓解胸闷、心痛、心悸等症。

## 心俞 养心安神多建功

心，心脏；俞，输注。本穴是心气转输于后背体表的部位。

【主　治】宽胸理气，通络安神。主治胸背痛、心悸、失眠、健忘、呕吐。

【部　位】在上背部，第5胸椎棘突下，后正中线旁开1.5寸。

【快速取穴】肩胛骨下角水平连线与脊柱相交椎体处，往上推2个椎体，其下缘旁开2横指处即是。

【特效按摩】按摩心俞可缓解心惊气促、心动过速、心绞痛等心血管疾病症状。

## 督俞 肠胃疾病的克星

督，督脉；俞，输注。本穴是督脉之气转输于后背体表的部位。

【主　治】理气止痛，强心通脉。主治发热、恶寒、心痛、腹痛、腹胀、肠鸣、冠心病、心绞痛、打嗝。

【部　位】在上背部，第6胸椎棘突下，后正中线旁开1.5寸。

【快速取穴】肩胛骨下角水平连线与脊柱相交椎体处，往上推1个椎体，其下缘旁开2横指处即是。

【特效按摩】重按督俞，可缓解心绞痛，或用刮痧板由上而下刮拭，也可用艾条灸5~10分钟，可治腹胀、腹痛等胃肠疾病。

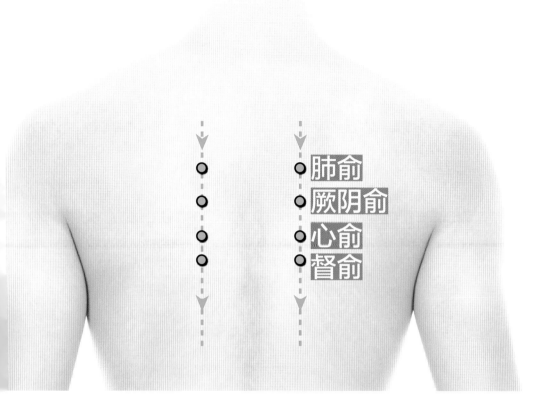

肺俞
厥阴俞
心俞
督俞

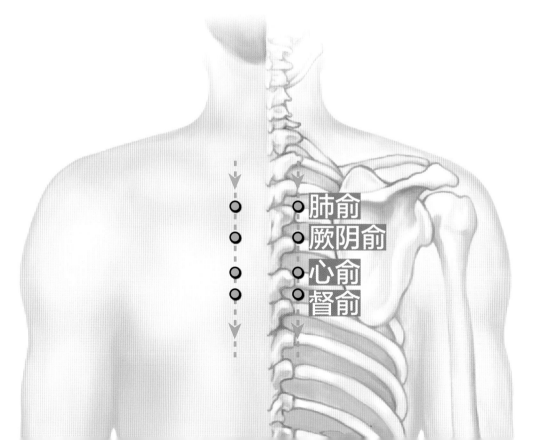

肺俞
厥阴俞
心俞
督俞

## 膈俞　止呕吐打嗝有特效

膈，横膈；俞，输注。本穴是膈气转输于后背体表的部位。

【主　治】理气宽胸，活血通脉。主治咳血、便血、心痛、心悸、胸痛、胸闷、呕吐、打嗝、荨麻疹。

【部　位】在背部，第7胸椎棘突下，后正中线旁开1.5寸。

【快速取穴】肩胛骨下角水平连线与脊柱相交椎体处，其下缘旁开2横指处即是。

【特效按摩】每天饭前按揉3次，每次200下，可治中风病人进食难、吃饭呛、喝水呛等症。

## 肝俞　清肝明目

肝，肝脏；俞，输注。本穴是肝气转输于后背体表的部位。

【主　治】疏肝利胆，理气明目。主治黄疸、肝炎、目视不明、痛经、眩晕、腹泻。

【部　位】在背部，第9胸椎棘突下，后正中线旁开1.5寸。

【快速取穴】肩胛骨下角水平连线与脊柱相交椎体处，往下推2个椎体，其下缘旁开2横指处即是。

【特效按摩】双手拇指分别按压在双侧肝俞上做旋转运动，由轻到重至不能承受为止，每次10~30分钟，可缓解眼红、眼痛等症状。

## 胆俞　利胆护体

胆，胆腑；俞，输注。本穴是胆腑之气转输于后背体表的部位。

【主　治】疏肝利胆，清热化湿。主治胃脘部及肚腹胀满、呕吐、黄疸。

【部　位】在背部，第10胸椎棘突下，后正中线旁开1.5寸。

【快速取穴】肩胛骨下角水平连线与脊柱相交椎体处，往下推3个椎体，其下缘旁开2横指处即是。

【特效按摩】用双手拇指点压胆俞，局部有酸、胀、麻感为佳，每分钟100次，每日3次，可治胆经疾病。

## 脾俞　不思饮食就按它

脾，脾脏；俞，输注。本穴是脾气转输于后背体表的部位。

【主　治】健脾和胃，利湿升清。主治腹胀、呕吐、腹泻、胃痛、神经性皮炎、小儿咳嗽、小儿发热。

【部　位】在下背部，第11胸椎棘突下，后正中线旁开1.5寸。

【快速取穴】肚脐水平线与脊柱相交椎体处，往上推3个椎体，其上缘旁开2横指处即是。

【特效按摩】当吃饭没胃口时，不妨按按脾俞，很快就会感觉有点饿了。

## 胃俞 养胃和胃

胃，胃腑；俞，输注。本穴是胃气转输于后背体表的部位。

【主　　治】和胃健脾，理中降逆。主治胃痛、呕吐、腹泻、痢疾、小儿疳积。

【部　　位】在下背部，第12胸椎棘突下，后正中线旁开1.5寸。

【快速取穴】肚脐水平线与脊柱相交椎体处，往上推2个椎体，其上缘旁开2横指处即是。

【特效按摩】双手握拳，将拳背第2、第3掌指关节放于脾俞、胃俞上，适当用力揉按0.5~1分钟，有和胃降逆、健脾助运之功效。

## 三焦俞 腰疼不怕了

三焦，三焦腑；俞，输注。本穴是三焦之气转输于后背体表的部位。

【主　　治】调理三焦，利水强腰。主治水肿、小便不利、遗尿、腹水、肠鸣腹泻。

【部　　位】在腰部，第1腰椎棘突下，后正中线旁开1.5寸。

【快速取穴】肚脐水平线与脊柱相交椎体处，往上推1个椎体，其上缘旁开2横指处即是。

【特效按摩】常用食指指腹点揉按压三焦俞，每次3~5分钟，可缓解腰痛，保护腰椎。

## 肾俞 护肾强肾

肾，肾脏；俞，输注。本穴是肾气转输于后背体表的部位。

【主　　治】益肾助阳，利水强腰。主治遗精、阳痿、月经不调、小便不利、水肿闭经。

【部　　位】在腰部，第2腰椎棘突下，后正中线旁开1.5寸。

【快速取穴】肚脐水平线与脊柱相交椎体处，其下缘旁开2横指处即是。

【特效按摩】每天按揉肾俞50~100次，可补肾强身。艾灸肾俞是补肾最有效的方法，每次灸5~15分钟，可治肾疾导致的腰痛、腿痛。

## 气海俞 提高性致除腰痛

气海，元气之海；俞，输注。本穴前应气海，是元气转输于后背体表的部位。

【主　　治】益肾壮阳，调经止痛。主治痛经、痔疮、腰痛、腿膝不利。

【部　　位】在腰部，第3腰椎棘突下，后正中线旁开1.5寸。

【快速取穴】肚脐水平线与脊柱相交椎体处，往下推1个椎体，其下缘旁开2横指处即是。

【特效按摩】常用按摩棒按摩气海俞，能防治腰背酸痛、腰膝无力、阳痿等症。

手太阴肺经 手阳明大肠经 足阳明胃经 足太阴脾经 手少阴心经 手太阳小肠经 **足太阳膀胱经** 足少阴肾经 手厥阴心包经 手少阳三焦经 足少阳胆经 足厥阴肝经 任脉 督脉 经外奇穴

## 大肠俞 腰酸腰痛多按揉

大肠，大肠腑；俞，输注。本穴是大肠之气转输于后背体表的部位。

【主　　治】理气降逆，调和肠胃。主治腹痛、腹胀、便秘、痢疾、腰脊强痛。
【部　　位】在腰部，第4腰椎棘突下，后正中线旁开1.5寸。
【快速取穴】两侧髂嵴连线与脊柱交点，旁量2横指处即是。
【特效按摩】用拇指指端往里向下叩按，以小腹舒适为宜，可治腹痛、腹泻等大肠疾病。

## 关元俞 呵护生殖器官

关，关藏；元，元气；俞，输注。本穴前应关元，是关藏的元阴元阳之气转输于后背体表的部位。

【主　　治】培补元气，调理下焦。主治腹泻、前列腺炎、夜尿症、慢性盆腔炎、痛经。
【部　　位】在腰骶部，第5腰椎棘突下，后正中线旁开1.5寸。
【快速取穴】两侧髂嵴连线与脊柱交点，往下推1个椎体，旁开量2横指处即是。
【特效按摩】经常按揉关元俞，可缓解生殖系统疾病。

## 小肠俞 促进营养消化吸收

小肠，小肠腑；俞，输注。本穴是小肠之气转输于后背体表的部位。

【主　　治】通调二便，清热利湿。主治腰痛、痢疾、腹泻、疝气、痔疮、盆腔炎。
【部　　位】在骶部，横平第1骶后孔，骶正中嵴旁1.5寸。
【快速取穴】两侧髂嵴连线与脊柱交点，往下推2个椎体，旁开量2横指处即是。
【特效按摩】在小肠俞附近刮痧，每次5分钟；或用艾条灸小肠俞10~15分钟，可治遗尿、遗精等生殖系统疾病。

## 膀胱俞 小便不利常寻按

膀胱，膀胱腑；俞，输注。本穴是膀胱之气转输于后背体表的部位。

【主　　治】清热利湿，通经活络。主治小便赤涩、癃闭、夜尿症、遗精、坐骨神经痛。
【部　　位】在骶部，横平第2骶后孔，骶正中嵴旁1.5寸。
【快速取穴】两侧髂嵴连线与脊柱交点，往下推3个椎体，旁开量2横指处即是。
【特效按摩】在膀胱俞附近刮痧，每次3分钟，每周1次，可治小便不利、遗尿等膀胱功能失调病症。

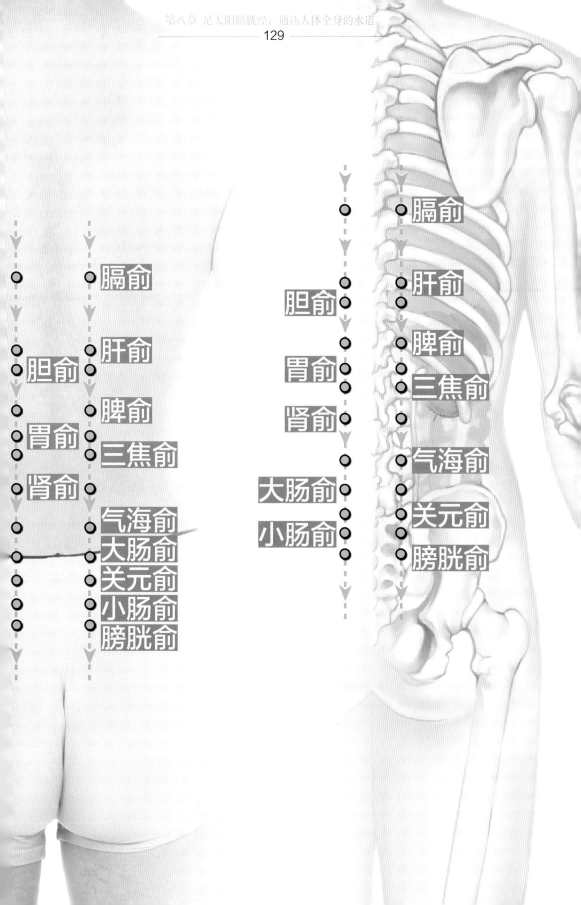

膈俞

肝俞

胆俞

脾俞

胃俞

三焦俞

肾俞

气海俞

大肠俞

关元俞

小肠俞

膀胱俞

胆俞

胃俞

肾俞

大肠俞

小肠俞

膈俞

肝俞

脾俞

三焦俞

气海俞

关元俞

膀胱俞

## 中膂俞　调理不孕症

中，中间；膂，挟脊肌肉；俞，输注。本穴位约居人体的中部，是挟脊肌肉之气转输于后背体表的部位。

【主　治】益肾温阳，调理下焦。主治腰脊强痛、痢疾、肾虚、坐骨神经痛。
【部　位】在骶部，横平第3骶后孔，骶正中嵴旁1.5寸。
【快速取穴】两侧髂嵴连线与脊柱交点，往下推4个椎体，旁开量2横指处即是。
【特效按摩】按揉中膂俞100次，或用艾灸，每次灸3~5次，可治腹泻疝气。

## 白环俞　主治男女生殖疾病

白，白色；环，物名；俞，穴。本穴可治妇女白带等病。

【主　治】益肾固精，调理经带。主治月经不调、遗精、腰腿痛、下肢瘫痪。
【部　位】在骶部，横平第4骶后孔，骶正中嵴旁1.5寸。
【快速取穴】两侧髂嵴连线与脊柱交点，往下推5个椎体，旁开量2横指处即是。
【特效按摩】遗精、月经不调可用艾条灸白环俞，每次3~5分钟，每日或隔日1次；每日按揉100次，亦有效。

## 八髎　防治生殖疾病的要穴

髎，骨隙。本穴位当骶后孔。

【主　治】补益下焦，强腰利湿。主治月经不调、带下、遗精、阳痿、腰骶痛。
【部　位】在第1、第2、第3、第4骶后孔中，分别为上髎、次髎、中髎、下髎。
【快速取穴】俯卧，术者用食指、中指、无名指、小指，按骶骨第1~4假棘突上，然后向外侧移行约1横指，有凹陷处取之。四指位置即为上髎、次髎、中髎、下髎。
【特效按摩】在八髎附近找到痛点按揉，可治生殖系统方面的疾病；或每天擦热八髎穴。

## 会阳　治疗痔疮便血

会，交会；阳，阴阳之阳。穴属阳经，与阳脉之海的督脉相交。

【主　治】清热利湿，益肾固带。主治腹泻、痔疮、便血、阳痿、阴部汗湿瘙痒。
【部　位】在骶尾部，尾骨尖旁开0.5寸。
【快速取穴】俯卧，顺着脊柱向下摸到尽头，旁开0.5寸处即是。
【特效按摩】双手向后，手掌心朝向背部，用中指指腹揉按会阳，有酸痛感为佳，每次左右各揉按1~3分钟，可治腹泻、痢疾、痔疮、便血等症。

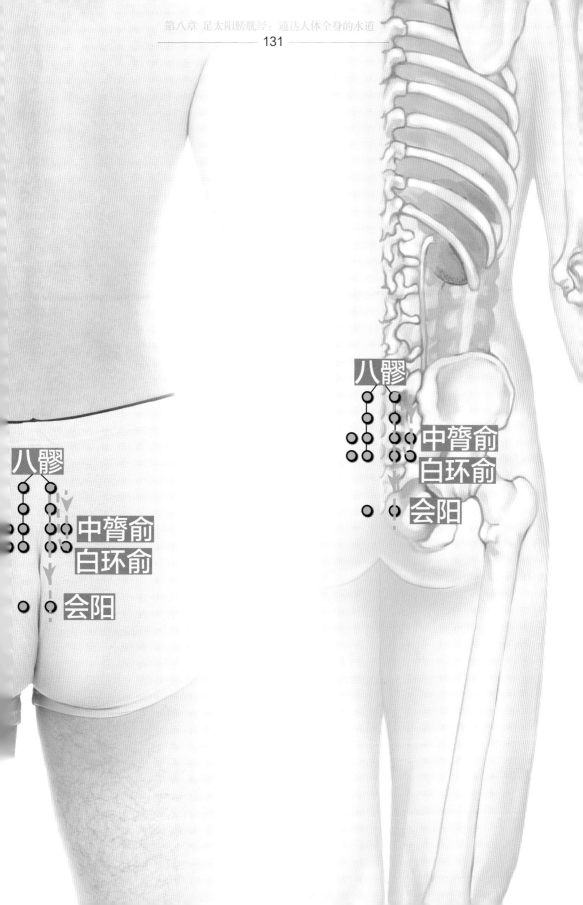

八髎

中膂俞

白环俞

会阳

八髎

中膂俞

白环俞

会阳

## 承扶 腿痛痔疮常找它

承，承受；扶，佐助。本穴位于股部上段，当肢体分界的臀沟中点，有佐助下肢承受头身重量的作用。

【主　　治】通便消痔，舒筋活络。主治下肢瘫痪、坐骨神经痛、痔疮。

【部　　位】在股后部，臀下横纹的中点。

【快速取穴】俯卧，臀下横纹正中点，按压有酸胀感处即是。

【特效按摩】用食指、中指、无名指指腹向上按摩承扶，每次左右（或双侧同时）各按摩1~3分钟。可缓解腰腿痛、下肢瘫痪、痔疮、生殖器官疼痛等症。

## 殷门 强健腰腿有绝招

殷，深厚、正中；门，门户。穴位局部肌肉深厚，为膀胱经气通过之门户。

【主　　治】舒筋通络，强腰健膝。主治腰、骶、臀、股部疼痛，下肢瘫痪。

【部　　位】在股后区，臀下横纹下6寸，股二头肌与半腱肌之间。

【快速取穴】先找到承扶（见本页）、膝盖后面凹陷中央的腘横纹中点，二者连线的中点上1横指处即是。

【特效按摩】用手按摩，或用小木槌等器物敲打殷门，力度适中。对腰背疼痛和椎间盘突出症状效果明显。

## 浮郄 快速缓解小腿抽筋

浮，顺流；郄，空隙。本经之气从股后顺流下入的穴隙。

【主　　治】舒筋通络。主治腰、骶、臀、股部疼痛，坐骨神经痛，下肢瘫痪。

【部　　位】在膝后部，腘横纹上1寸，股二头肌腱的内侧缘。

【快速取穴】先找到委阳（见本页），向上1横指处即是。

【特效按摩】用中指指腹点揉浮郄3~5分钟，可缓解腓肠肌痉挛（即小腿肚转筋）带来的不适。

## 委阳 腰背痛按委阳

委，弯曲；阳，阴阳之阳。外属阳，穴在腘窝横纹委中外侧。

【主　　治】舒筋活络，通利水湿。主治小便淋沥、便秘、腰背部疼痛。

【部　　位】在膝部腘横纹上，股二头肌腱内侧缘。

【快速取穴】膝盖后面凹陷中央的腘横纹外侧，股二头肌腱内侧即是。

【特效按摩】用大拇指点到委阳上，用力向内揉按，每次左右各1~3分钟。可降血压，治腰背痛、脑后头痛、足跟痛。

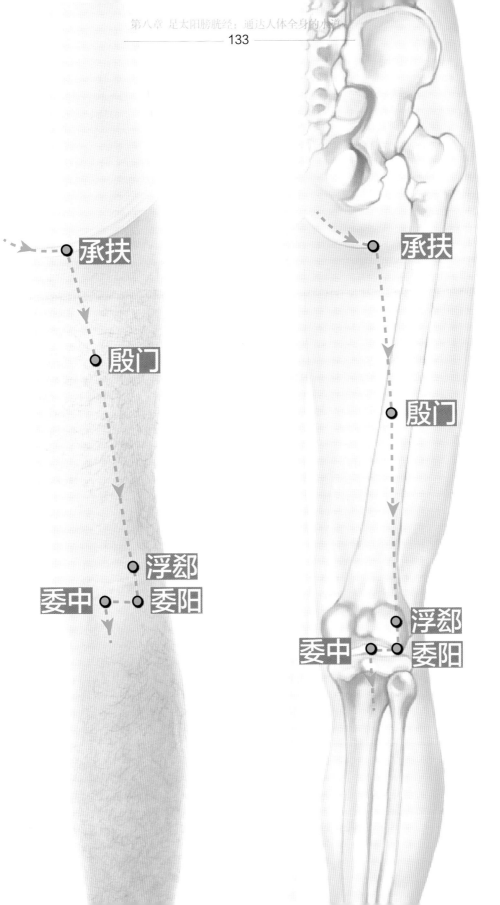

## 委中 即刻缓解腰背痛

委，弯曲；中，中间。穴在腘横纹中点。

【主　治】舒筋活络，泻热清暑，凉血解毒。主治腰脊痛、坐骨神经痛、膝关节炎、半身不遂、皮肤瘙痒、发热。

【部　位】在膝后部，腘横纹中点。（见133页）

【快速取穴】膝盖后面凹陷中央的腘横纹中点即是。

【特效按摩】用力掐按委中20~30次，可缓解急性腰痛。

## 附分 颈肩不适就按它

附，依附；分，分离。膀胱经自项而下，分为两行；本穴为第二行之首穴，附于第一行之旁。

【主　治】舒筋活络，疏风散邪。主治肩背拘急疼痛、颈项强痛、坐骨神经痛。

【部　位】在上背部，第2胸椎棘突下，后正中线旁开3寸。

【快速取穴】低头屈颈，颈背交界处椎骨高突向下推2个椎体，其下缘旁开4横指处。

【特效按摩】用力按揉或用刮痧板从上向下刮拭附分，或艾灸附分10~15分钟，可治颈项强痛、肩背拘急。

## 魄户 咳嗽哮喘求魄户

魄，气之灵；户，门户。肺藏魄；本穴与肺俞平列，如肺气出入门户。

【主　治】理气降逆，舒筋活络。主治咳嗽、气喘、支气管炎、肺结核、颈项僵硬、肩背痛。

【部　位】在上背部，第3胸椎棘突下，后正中线旁开3寸。

【快速取穴】低头屈颈，颈背交界处椎骨高突向下推3个椎体，其下缘旁开4横指处。

【特效按摩】用力按揉魄户，可治咳嗽、气喘等肺疾。

## 膏肓 强肾保健常施灸

膏，膏脂；肓，肓膜。在此指心下膈上的膏脂肓膜；因近于心包，故被看做心包组成部分。穴与厥阴俞平列，因名膏肓。

【主　治】补虚益损，调理肺气。主治肺痨、咳嗽、气喘、盗汗、健忘、遗精。

【部　位】在上背部，第4胸椎棘突下，后正中线旁开3寸。

【快速取穴】低头屈颈，颈背交界处椎骨高突向下推4个椎体，其下缘旁开4横指处。

【特效按摩】颈肩痛时，可用刮痧板从上向下刮拭膏肓；若是咳嗽、气喘等肺疾，可艾灸膏肓，每次灸10~15分钟。

手太阴肺经 手阳明大肠经 足阳明胃经 足太阴脾经 手少阴心经 手太阳小肠经 **足太阳膀胱经** 足少阴肾经 手厥阴心包经 手少阳三焦经 足少阳胆经 足厥阴肝经 任脉 督脉 经外奇穴

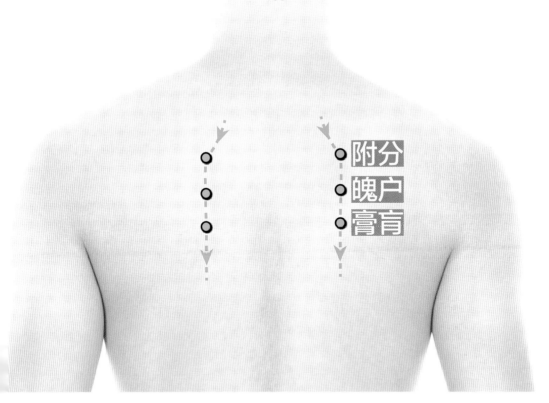

附分
魄户
膏肓

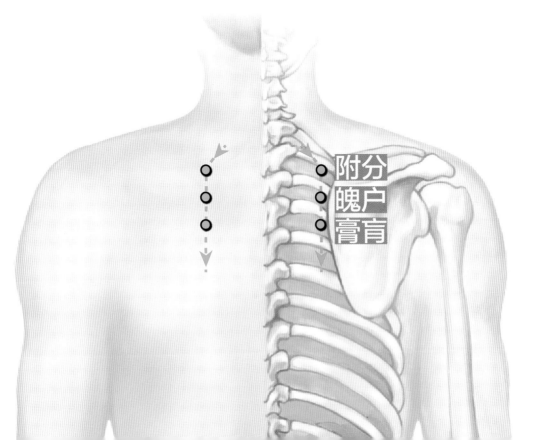

附分
魄户
膏肓

左侧边栏（竖排）：手太阴肺经　手阳明大肠经　足阳明胃经　足太阴脾经　手少阴心经　手太阳小肠经　**足太阳膀胱经**　足少阴肾经　手厥阴心包经　手少阳三焦经　足少阳胆经　足厥阴肝经　任脉　督脉　经外奇穴

## 神堂　胸闷心慌用力按

心藏神；穴如心神所居之殿堂。

【主　　治】宽胸理气，宁心安神。主治心悸、失眠、肩背痛、哮喘、心脏病。

【部　　位】在背部，第5胸椎棘突下，后正中线旁开3寸。

【快速取穴】肩胛骨下角水平连线与脊柱相交椎体处，往上推2个椎体，其下缘水平线与肩胛骨脊柱缘的垂直线交点即是。

【特效按摩】用双手拇指直接点压神堂，可治咳嗽、气喘、脊背强痛等；经常用按摩槌敲打神堂，可畅通气血，调理肺、胃功能。

## 譩譆　肩背酸痛不要怕

譩譆，叹息声。取穴时，令患者发譩譆声，穴位局部能动应手指。

【主　　治】宣肺理气，通络止痛。主治咳嗽、气喘、目眩、肩背痛、季胁痛。

【部　　位】在背部，第6胸椎棘突下，后正中线旁开3寸处。

【快速取穴】肩胛骨下角水平连线与脊柱相交椎体处，往上推1个椎体，其下缘水平线与肩胛骨脊柱缘的垂直线交点即是。

【特效按摩】肩背痛时，可从上向下刮拭譩譆；经常用按摩槌敲打刺激譩譆，可调理背部肌肉疼痛。

## 膈关　矢按叩击降胃气

膈，横膈；关，关隘。本穴与膈俞平列，喻之为治疗横膈疾病的关隘。

【主　　治】宽胸理气，和胃降逆。主治饮食不下、呕吐、胸中噎闷、脊背强痛。

【部　　位】在背部，第7胸椎棘突下，后正中线旁开3寸。

【快速取穴】肩胛骨下角水平连线与肩胛骨脊柱缘的垂直线交点即是。

【特效按摩】经常用按摩槌敲打刺激膈关，可防治呕吐、打嗝、胃痛等症；胸闷、呕吐时，可用艾条灸膈关，每次灸10~15分钟。

## 魂门　点压缓解胸胁痛

肝藏魂；穴如肝气出入之门户。

【主　　治】疏肝理气，降逆和胃。主治胸胁胀痛、呕吐、肠鸣腹泻、背痛。

【部　　位】在背部，第9胸椎棘突下，后正中线旁开3寸处。

【快速取穴】肩胛骨下角水平连线与脊柱相交椎体处，往下推2个椎体，其下缘水平线与肩胛骨脊柱缘的垂直线交点即是。

【特效按摩】用拇指直接点压魂门1-3分钟，可治胸胁疼痛、呕吐、腹泻、背痛等症。经常用按摩槌敲打刺激魂门，可保肝利胆。

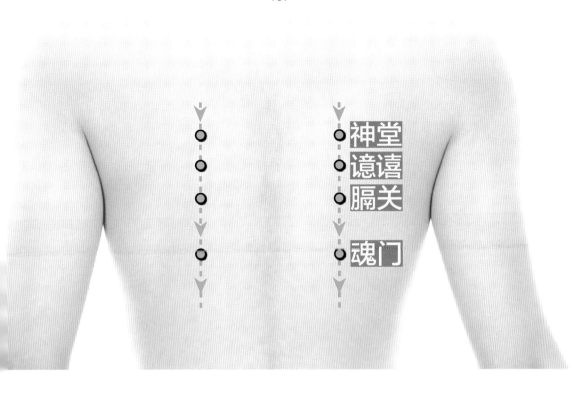

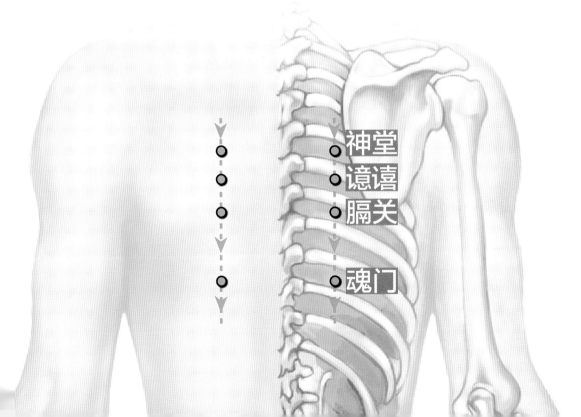

## 阳纲 消炎利胆佐胆俞

阳,阴阳之阳;纲,纲要。胆属阳;穴与胆俞平列,为治疗胆病的要穴。

【主　治】疏肝利胆,健脾和中。主治腹泻、黄疸、腹痛、大便泻利、小便赤涩。

【部　位】在下背部,第10胸椎棘突下,后正中线旁开3寸。

【快速取穴】肩胛骨下角水平连线与脊柱相交椎体处,往下推3个椎体,其下缘水平线与肩胛骨脊柱缘的垂直线交点即是。

【特效按摩】经常用按摩槌敲打的方式刺激,可调理肝、胆、胃疾病引起的疼痛;用刮痧板从上向下刮拭阳纲,可治肠鸣、腹痛、腹泻等胃肠疾病。

## 意舍 艾灸调理糖尿病

意,意念;舍,宅舍。脾藏意;穴与脾俞平列,如脾气之宅舍。

【主　治】健脾和胃,利胆化湿。主治腹胀、背痛、食欲不振、腹泻、呕吐、纳呆。

【部　位】在下背部,第11胸椎棘突下,后正中线旁开3寸处。

【快速取穴】肚脐水平线与脊柱相交椎体处,往上推3个椎体,其下缘水平线与肩胛骨脊柱缘的垂直线交点即是。

【特效按摩】常按揉意舍,可助健脾;用艾灸方法,每次灸10~15分钟,可辅助治疗糖尿病。

## 胃仓 增进食欲常按它

胃,胃腑;仓,粮仓。穴犹如粮仓。

【主　治】和胃健脾,消食导滞。主治胃痛、小儿食积、腹胀、便秘、水肿。

【部　位】在下背部,第12胸椎棘突下,后正中线旁开3寸处。

【快速取穴】肚脐水平线与脊柱相交椎体处,往上推2个椎体,其下缘水平线与肩胛骨脊柱缘的垂直线交点即是。

【特效按摩】常按揉胃仓可开胃;用艾灸的方法,每次灸10~15分钟,可治腹胀、食积等脾胃病症。

## 肓门 腹部不适就按它

肓,肓膜;门,门户。穴与三焦俞平列,如肓膜之气出入的门户。

【主　治】理气和胃,清热消肿。主治痞块、心下痛、妇人乳疾、上腹痛、便秘。

【部　位】在腰部,第1腰椎棘突下,后正中线旁开3寸处。

【快速取穴】肚脐水平线与脊柱相交椎体处,往上推1个椎体,其下缘水平线与肩胛骨脊柱缘的垂直线交点即是。

【特效按摩】腹痛、便秘,可用中指指腹揉按肓门,每次3~5分钟。经常揉按也可预防消化不良。

手太阴肺经　手阳明大肠经　足阳明胃经　足太阴脾经　手少阴心经　手太阳小肠经　足太阳膀胱经　足少阴肾经　手厥阴心包经　手少阳三焦经　足少阳胆经　足厥阴肝经　任脉　督脉　经外奇穴

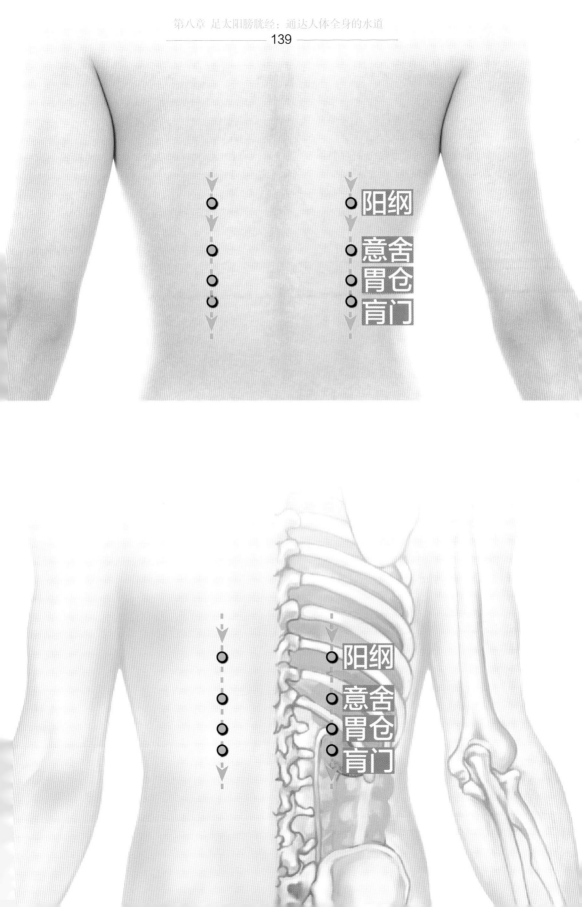

## 志室 ▶ 肾虚常按是绝招

志，意志；室，房室。肾藏志；穴与肾俞平列，如肾气聚集之房室。

【主　治】益肾固精，清热利湿，强壮腰膝。主治遗精、阴痛水肿、小便不利、腰脊强痛。

【部　位】在腰部，第2腰椎棘突下，后正中线旁开3寸处。

【快速取穴】肚脐水平线与脊柱相交椎体处，其下缘水平线与肩胛骨脊柱缘的垂直线交点即是。

【特效按摩】用力按揉志室，可补肾强腰；也可以用艾灸法，每次灸5~10分钟。

## 胞肓 ▶ 腰脊疼痛多刮擦

胞，囊袋；肓，肓膜。胞，在此主要指膀胱；穴与膀胱俞平列，故名。

【主　治】补肾强腰，通利二便。主治小便不利、腰脊痛、腹胀、肠鸣、便秘。

【部　位】横平第2骶后孔，骶正中嵴旁开3寸。

【快速取穴】两侧髂嵴连线与脊柱交点，往下推3个椎体，其下缘水平线与肩胛骨脊柱缘的垂直线交点即是。

【特效按摩】用中指揉按1~3分钟，可改善腰膝寒冷；腰脊强痛时可从上向下刮拭胞肓。

## 秩边 ▶ 便秘痔疾不用怕

秩，秩序；边，边缘。膀胱经背部诸穴，排列有序；本穴居其最下缘。

【主　治】舒筋活络，强壮腰膝，调理下焦。主治腰骶痛、下肢痿痹、痔疮、小便不利。

【部　位】在骶区，横平第4骶后孔，骶正中嵴旁开3寸。

【快速取穴】两侧髂嵴连线与脊柱交点，往下推5个椎体，其下缘水平线与肩胛骨脊柱缘的垂直线交点即是。

【特效按摩】点按秩边，多防治腰腿疼痛；可用艾灸法，每次灸10~15分钟，可治小便不利、便秘、痔疮、膀胱炎等病。

## 合阳 ▶ 腰脚疼痛就揉它

合，汇合；阳，阴阳之阳。本经自上而下分成两支，高而为阳。

【主　治】舒筋通络，调经止带，强健腰膝。主治腰脊痛、下肢酸痛、崩漏、子宫出血、带下。

【部　位】在小腿后部，腘横纹下2寸，腓肠肌内、外侧头之间。

【快速取穴】膝盖后面凹陷中央的腘横纹中点直下量3横指处即是。

【特效按摩】从上向下刮擦合阳及其周围，可治疗腰痛、坐骨神经痛、痔疮。

手太阴肺经｜手阳明大肠经｜足阳明胃经｜足太阴脾经｜手少阴心经｜手太阳小肠经｜足太阳膀胱经｜足少阴肾经｜手厥阴心包经｜手少阳三焦经｜足少阳胆经｜足厥阴肝经｜任脉｜督脉｜经外奇穴

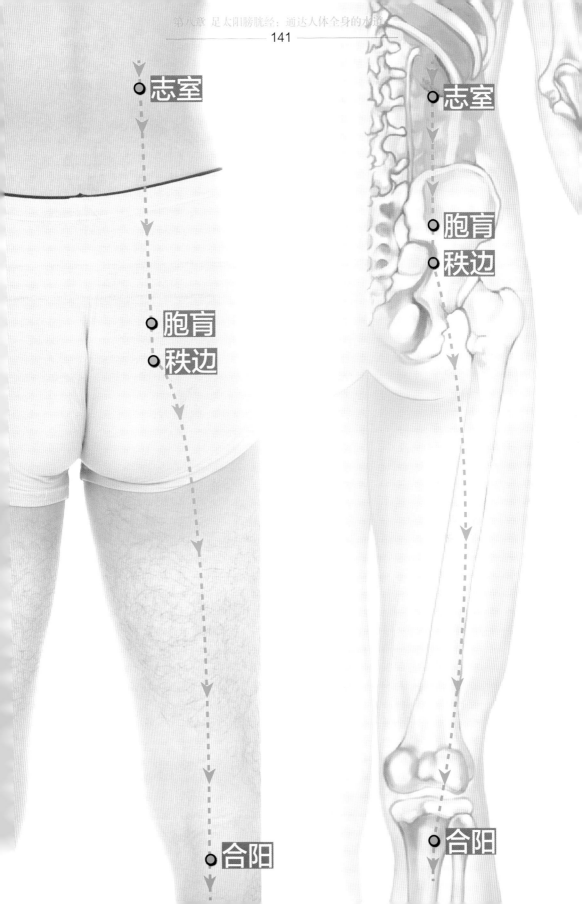

志室

志室

胞肓

秩边

胞肓

秩边

合阳

合阳

## 承筋 小腿痉挛揉承筋

承，承受；筋，筋肉。穴在腓肠肌处；这是小腿以下承受其以上部位的主要筋肉。

【主　　治】舒筋活络，强健腰膝，清泻肠热。主治腰痛、小腿痛、急性腰扭伤、腿抽筋、痔疮。

【部　　位】小腿后侧，腘横纹下5寸，腓肠肌两肌腹之间。

【快速取穴】俯卧，小腿用力，后面肌肉明显隆起，中央处按压有酸胀感处即是。

【特效按摩】用手轻握小腿侧部，拇指在小腿后，四指在腿侧，以拇指指腹揉按，每次左右各揉按1~3分钟，可治疗痔疮和小腿痉挛。

## 承山 腿脚抽筋不再来

承，承受；山，山巅。腓肠肌之二肌腹高突如山，穴在其下，有承受之势。

【主　　治】理气止痛，舒筋活络，消痔。主治痔疮、便秘、腰背疼、腿抽筋、下肢瘫痪。

【部　　位】在小腿后侧，腓肠肌两肌腹与肌腱交角处。

【快速取穴】俯卧，膝盖后面凹陷中央的腘横纹中点与外踝尖连线的中点处即是。

【特效按摩】用拇指指腹按摩承山，力度由轻到重，然后用手掌在穴位四周搓擦，令皮肤感到发热，以此方法可治疗小腿抽筋。

## 飞扬 迅速缓解腿疲劳

飞，飞翔；扬，向上扬。外为阳，穴在小腿外侧，本经从此处飞离而去络肾经。

【主　　治】清热安神，舒筋活络。主治腰腿痛、小腿酸痛、头痛、脚气。

【部　　位】在小腿后侧，昆仑直上7寸，腓肠肌外下缘与跟腱移行处。

【快速取穴】先找到承山（见本页），其下1横指再旁开1横指处。

【特效按摩】用食指、中指指腹揉按飞扬1~3分钟，可治头痛、目眩、腰腿疼痛等疾病。

## 跗阳 脚踝肿痛揉揉它

跗，足背；阳，阴阳之阳。外为阳，上为阳；穴在小腿外侧足背外上方。

【主　　治】舒筋活络，退热散风。主治腰、骶、髋、股后外侧疼痛。

【部　　位】在小腿后外侧，昆仑直上3寸，腓骨与跟腱之间。

【快速取穴】平足外踝向上量4横指，按压有酸胀感处即是。

【特效按摩】用拇指指节刮按跗阳1~3分钟，对外踝肿痛、脚麻痹等病症具有明显疗效。

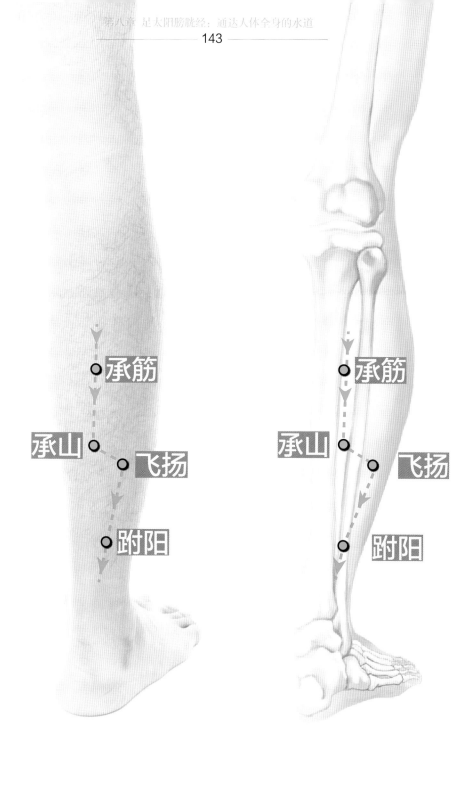

## 昆仑 脚踝疼痛多拿捏

昆仑，山名。外踝高突，比作昆仑，穴在其后。

【主　治】安神清热，舒筋活络。主治头痛、腰骶疼痛、外踝部红肿、足部生疮。

【部　位】在踝部，外踝尖与跟腱之间凹陷中。

【快速取穴】外踝尖与跟腱之间凹陷处即是。

【特效按摩】拇指弯曲，用指节由上向下轻轻刮按1~3分钟，对腿足红肿、脚腕疼痛、脚踝疼痛等具有疗效。

## 仆参 牙槽脓肿有奇效

仆，仆从；参，参拜。穴在足跟外侧，参拜时此处易显露。

【主　治】舒筋活络，强壮腰膝，散热化气。主治牙槽脓肿、下肢痿弱、足跟痛、精神病。

【部　位】昆仑直下，跟骨外侧，赤白肉际处。

【快速取穴】昆仑（见本页）垂直向下量1横指处。

【特效按摩】牙槽脓肿的初期，按压仆参会有疼痛感。常按此穴，一般不太严重的患者都会好转。

## 申脉 安神宁心治失眠

申，伸展的意思；脉，经脉。指其可治经脉之屈伸不利、气郁而呻等症，且可内应膀胱之本府也。

【主　治】镇惊安神，止痫宁心。主治失眠，癫狂，痫症，中风，偏、正头痛，眩晕。

【部　位】在踝部，外踝下缘与跟骨之间凹陷中。

【快速取穴】正坐垂足着地，外踝垂直向下可触及一凹陷，按压有酸胀感处即是。

【特效按摩】按摩申脉可缓解头痛、眩晕、腰腿酸痛等症状；每天用拇指指腹揉按1~3分钟，可增强人体对寒冷的耐受性。

## 金门 急性腰痛就按它

金，阳之称；门，门户。穴是阳维脉的始发点，故又被喻为进入阳维脉的门户。

【主　治】通经活络，安神开窍。主治腰痛、足部扭伤、晕厥、牙痛、偏头痛。

【部　位】第5跖骨粗隆后方，骰骨外侧凹陷中。

【快速取穴】正坐垂足着地，脚趾上翘可见一骨头凸起，外侧凹陷处即是。

【特效按摩】在金门痛点处点按2分钟，可即时缓解急性腰痛；常用拇指指腹揉按金门，每次1~3分钟，可调理头晕目眩等症状。

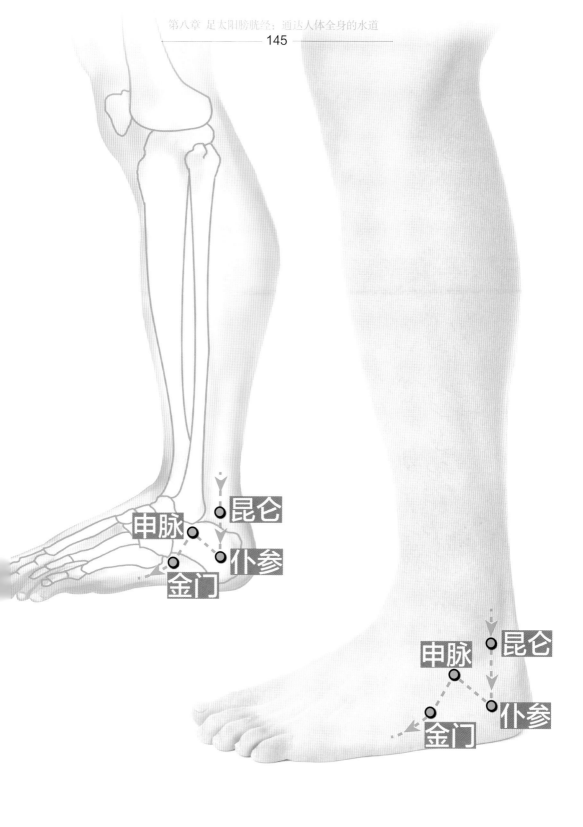

## 京骨 常按多掐保健康

京骨，是第5跖骨粗隆的古称。穴在第5跖骨粗隆外侧。

【主　　治】清热止痉，明目舒筋。主治头痛、眩晕、膝痛、鼻塞、小儿惊风。
【部　　位】在足背外侧，第5跖骨粗隆前下方，赤白肉际处。
【快速取穴】沿小趾长骨往后推，可摸到一凸起，下方皮肤颜色深浅交界处即是。
【特效按摩】用拇指指端轻轻掐揉京骨，以有酸痛感为宜，可治疗头痛、眩晕、鼻塞。

## 束骨 推按束骨防感冒

束骨，为第5跖骨小头之古称。穴在第5跖骨小头外下方。

【主　　治】通经活络，清头明目。主治头痛、目赤、耳聋、痔疮、下肢后侧痛。
【部　　位】在足背外侧，第5跖趾关节的近端，赤白肉际处。
【快速取穴】沿小趾向上摸，摸到小趾与足部相连接的关节，关节后方皮肤颜色交界处即是。
【特效按摩】用按摩棒按压束骨，每次100下，每天3次，可治疗头痛、项强、目眩等头部疾病。

## 足通谷 温阳散寒治阳虚

足，足部；通，通过；谷，山谷。穴在足部，该处四陷如谷，脉气由此而通过。

【主　　治】清热安神，清头明目。主治头痛、头重、目眩、鼻塞、颈项痛。
【部　　位】在足趾，第5跖趾关节的远端，赤白肉际处。
【快速取穴】沿小趾向上摸，摸到小趾与足掌相连接的关节，关节前方皮肤颜色交界处即是。
【特效按摩】常按足通谷，可治呼吸系统、循环系统、消化系统病症。

## 至阴 纠正胎位第一穴

至，到达；阴，阴阳之阴。阴，在此指足少阴肾经。此穴为足太阳膀胱经末穴，从这里可到达足少阴肾经。

【主　　治】理气活血，清头明目。主治头痛、鼻塞、遗精、胎位不正、难产。
【部　　位】在足趾，小趾末节外侧，趾甲根角侧后方0.1寸（指寸）。
【快速取穴】足小趾外侧，趾甲外侧缘与下缘各作一垂线，其交点处即是。
【特效按摩】掐按至阴可纠正胎位不正，或艾灸此穴，每日灸1次，每次10~15分钟，以足小趾皮肤潮红为度。灸前排空小便，松开腰带，以利胎儿活动。

手太阴肺经　手阳明大肠经　足阳明胃经　足太阴脾经　手少阴心经　手太阳小肠经　**足太阳膀胱经**　足少阴肾经　手厥阴心包经　手少阳三焦经　足少阳胆经　足厥阴肝经　任脉　督脉　经外奇穴

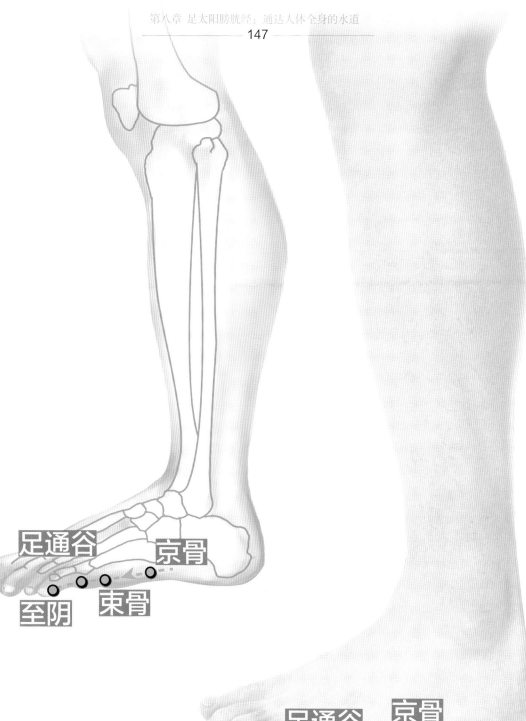

足通谷　京骨

至阴　束骨

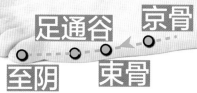

足通谷　京骨

至阴　束骨

# 第九章
# 足少阴肾经：人体健康的根本

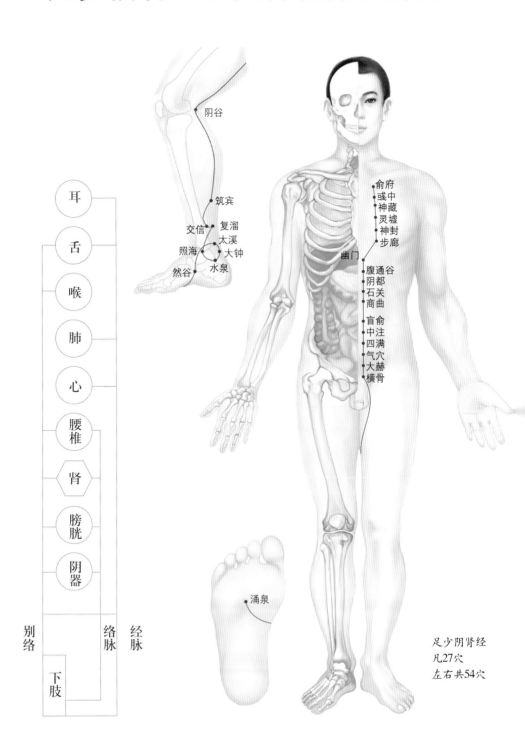

阴谷

筑宾

交信 复溜
太溪
照海 大钟
然谷 水泉

俞府
彧中
神藏
灵墟
神封
步廊

幽门

腹通谷
阴都
石关
商曲

肓俞
中注
四满
气穴
大赫
横骨

涌泉

耳
舌
喉
肺
心
腰椎
肾
膀胱
阴器

别络　络脉　经脉

下肢

足少阴肾经
凡27穴
左右共54穴

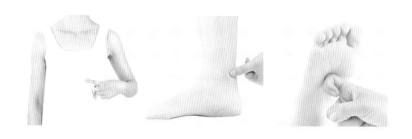

# 保养肾经的最佳方法和时间

　　肾经位于人体上身内侧，以及腿部内侧和脚底的涌泉穴，左右共54穴。休息时用手掌或按摩槌等工具对肾经循行路线上的穴位进行拍打刺激，对于重点穴位（如涌泉穴、太溪穴）可进行按摩或艾灸。每次拍打肾经5~10分钟即可。

　　酉时（17:00~19:00）是肾经当令，肾经是人体协调阴阳能量的经脉，也是维持体内水液平衡的主要经络，人体经过申时泻火排毒，肾在酉时进入贮藏精华的阶段。

## 禁忌

酉时不适宜进行过量的运动，也不适宜喝太多的水。

# 肾经上潜伏的疾病

　　肾经不正常，人就会出现下列疾病：

　　经络症：肾阴不足，则以怕热为主，症见容易口干舌燥、慢性咽喉炎、气短喘促、心烦心痛、失眠多梦、五心(两手心、两足心、心口)发热等；肾阳不足，则以怕冷为主，症见容易手足冰冷、面黑如柴、头晕目眩、腰膝酸软等。如果两种症状都存在，甚至有些人冬天怕冷，热天怕热，有些人上热（咽喉痛）下寒（手脚冷），则说明肾阴阳两虚且正走向衰老。为什么有些人未老先衰，有些人青春常驻？关键还是肾的问题。

　　脏腑症：主要表现在主水失司而致水肿、小便不利、遗精、阳痿、心悸、易惊、易恐、耳鸣、眼花。肾气不足则骨髓失养、骨质疏松、齿松发枯、面色无华。

　　亢进热证时症状：尿黄、尿少、口热、舌干、倦怠、足下热、大腿内侧疼痛、性欲增强、月经异常。

　　衰弱寒证时症状：尿频、尿清、肿胀、腿冷、足下冷、下肢麻木痿弱、容易受凉、犹豫不决、性欲减退、肠功能减弱。

# 肾经腧穴

## 涌泉 ▶ 人体生命之源

涌，外涌而出也；泉，泉水也。穴居足心陷中，经气自下而上，如涌出之泉水。

【主　治】苏厥开窍，滋阴益肾，平肝熄风。主治休克、中暑、晕厥、癫病、喉痹、鼻出血、心烦、腰痛、高血压、低血压、尿潴留、遗精、头晕、气管炎、扁桃体炎、小儿腹泻、小儿厌食、神经衰弱。

【部　位】在足底，屈足卷趾时足心最凹陷处。

【快速取穴】卷足，足底前1/3处可见有一凹陷处，按压有酸痛感处即是。

【特效按摩】经常按摩刺激涌泉，使整个足底发热，可补肾健身，还可改善疲乏无力、神经衰弱。

## 然谷 ▶ 滋阴补肾助睡眠

然，然骨；谷，山谷。穴在然骨（舟骨粗隆）下陷中，如居山谷。

【主　治】清热利湿，益气固肾。主治咽喉疼痛、阳痿、月经不调、胸胁胀满。

【部　位】在足内侧，足舟骨粗隆下方，赤白肉际处。

【快速取穴】坐位垂足，内踝前下方明显骨性标志——舟骨前下方凹陷处即是。

【特效按摩】经常按揉然谷，可固肾缩尿，防治老年人尿频；用艾条灸然谷5~15分钟，可以清肾经虚火，常用于月经不调、带下、遗精、咽喉肿痛、小便不利等症。

## 太溪 ▶ 补肾气，除百病

太，甚大；溪，沟溪。穴在内踝与跟腱之间凹陷中，如巨大的沟溪。

【主　治】滋阴益肾，壮阳强腰。主治扁桃体炎、慢性咽炎、闭经、失眠、冠心病、早泄。

【部　位】在踝区，内踝尖与跟腱之间的凹陷中。

【快速取穴】坐位垂足，由足内踝向后推至与跟腱之间凹陷处即是。

【特效按摩】用拇指指腹由上往下刮太溪，每日早晚左右足各刮1~3分钟，可调节和缓解肾炎、膀胱炎、遗尿、遗精等病症。

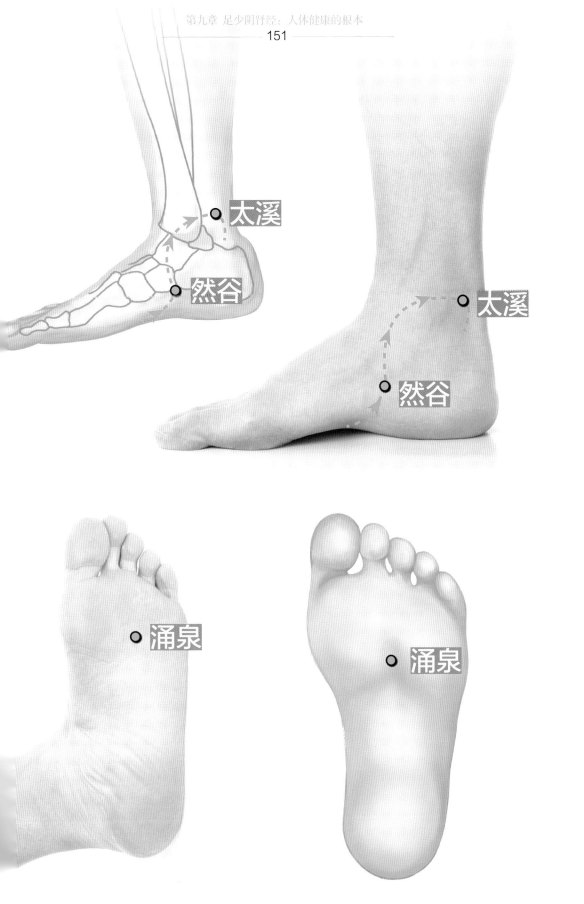

## 大钟 强腰壮骨疗效好

大，大小之大；钟，同"踵"，即足跟。穴在足跟，其骨较大，故名大钟。

【主　　治】益肾平喘，调理二便。主治咽喉肿痛、腰脊强痛、呕吐、哮喘、便秘。

【部　　位】在足跟部，内踝后下方，跟骨上缘，跟腱附着部前缘凹陷中。

【快速取穴】先找到太溪（见150页），向下量半横指，再向后平推至凹陷处即是。

【特效按摩】拿捏大钟，可防治腰痛；用艾灸的方法，每次灸5~15分钟，可治气喘、支气管炎。

## 水泉 艾灸治痛经

水，水液；泉，水泉。水泉有水源之意，肾主水。穴属本经郄穴，能治小便淋沥。

【主　　治】清热益肾，疏经活络。主治小便不利、足跟痛、痛经、闭经、腹痛。

【部　　位】在足跟区，太溪直下1寸，跟骨结节内侧凹陷中。

【快速取穴】先找到太溪（见150页），直下用拇指量1横指，按压有酸胀感处即是。

【特效按摩】按揉水泉，可防治足跟痛；女性痛经，可在经期每天早晚各用艾条灸1次，每次10~15分钟，可止痛。

## 照海 月经不调的救星

照，光照；海，海洋。穴属肾经，气盛如海，意为肾中真阳，可光照周身。

【主　　治】滋阴清热，调经止痛。主治咽喉肿痛、气喘、便秘、月经不调、遗精、失眠。

【部　　位】在内踝尖下1寸，内踝下缘边际凹陷中。

【快速取穴】坐位垂足，由内踝尖垂直向下推，至下缘凹陷处，按压有酸痛感处即是。

【特效按摩】常用拇指指腹轻轻向下揉按，每次1~3分钟，有补肾、养肝、健脾的功效。

## 复溜 滋补肾阴数它强

复，同"伏"，深伏；溜，流动。穴居照海之上，在此指经气至"海"入而复出并继续溜注之意。

【主　　治】补肾益阴，清热利水。主治水肿、腹胀、腰脊强痛、盗汗、自汗。

【部　　位】在小腿内侧，内踝尖上2寸，跟腱的前缘。

【快速取穴】先找到太溪（见150页），直上量3横指，跟腱前缘处，按压有酸胀感处即是。

【特效按摩】用拇指指腹由下往上推按复溜1~3分钟，可缓解腹泻、盗汗、四肢乏力、腰脊强痛。

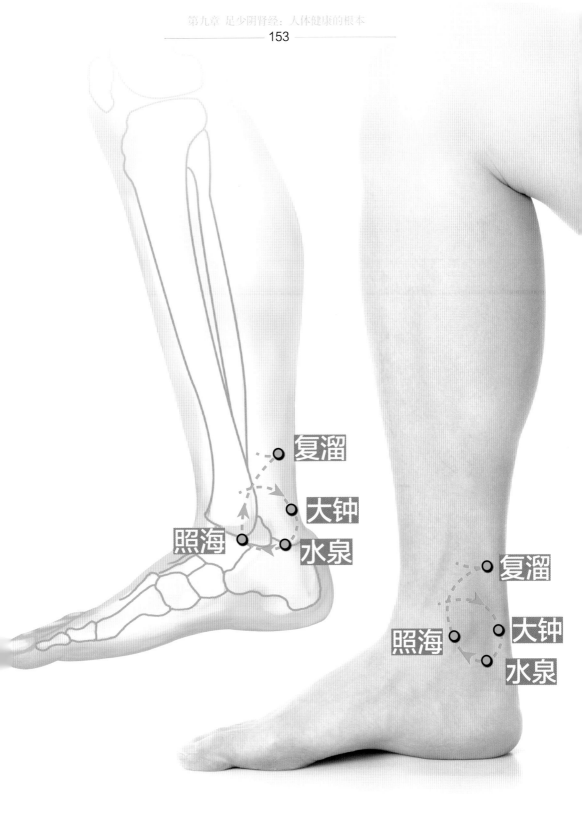

复溜

大钟

照海　水泉

复溜

照海　大钟

水泉

## 交信 调经养血止崩漏

交，交会；信，信用。信，五常之一，属土，指脾。本经脉气在本穴交会脾经。

【主　治】益肾调经，调理二便。主治淋病、月经不调、子宫脱垂、便秘、痛经。

【部　位】在小腿内侧，内踝尖上2寸，胫骨内侧缘后际凹陷中。

【快速取穴】先找到太溪（见150页），直上量3横指，再前推至胫骨后凹陷处即是。

【特效按摩】弯曲拇指，用拇指指腹垂直揉按交信，有轻微酸胀感为宜，每次左右各揉按1~3分钟，先左后右，可治月经不调、痛经、崩漏等妇科疾病。

## 筑宾 排毒好帮手

筑，强健；宾，同"膑"，泛指膝和小腿。穴在小腿内侧，有使腿膝强健的作用。

【主　治】调理下焦，宁心安神。主治脚软无力、肾炎、膀胱炎、腓肠肌痉挛。

【部　位】在小腿内侧，太溪直上5寸，比目鱼肌与跟腱之间。

【快速取穴】先找到太溪（见150页），直上量7横指，按压有酸胀感处即是。

【特效按摩】用食指指腹揉按筑宾，力度适中，可改善小腿痉挛、脚软无力等不适症状。

## 阴谷 遗尿、遗精选阴谷

阴，阴阳之阴；谷，山谷。内为阴。穴在膝关节内侧，局部凹陷如谷。

【主　治】益肾调经，理气止痛。主治小便难、遗精、早泄、阴囊湿痒、妇人带漏。

【部　位】在膝后区，腘横纹上，半腱肌肌腱外侧缘。

【快速取穴】微屈膝，在腘窝横纹内侧可触及两条筋，两筋之间凹陷处即是。

【特效按摩】用食指指腹揉按阴谷，力度适中，每次揉按1~3分钟，可治疗阳痿、早泄、遗精、前列腺炎等男性功能障碍疾病。

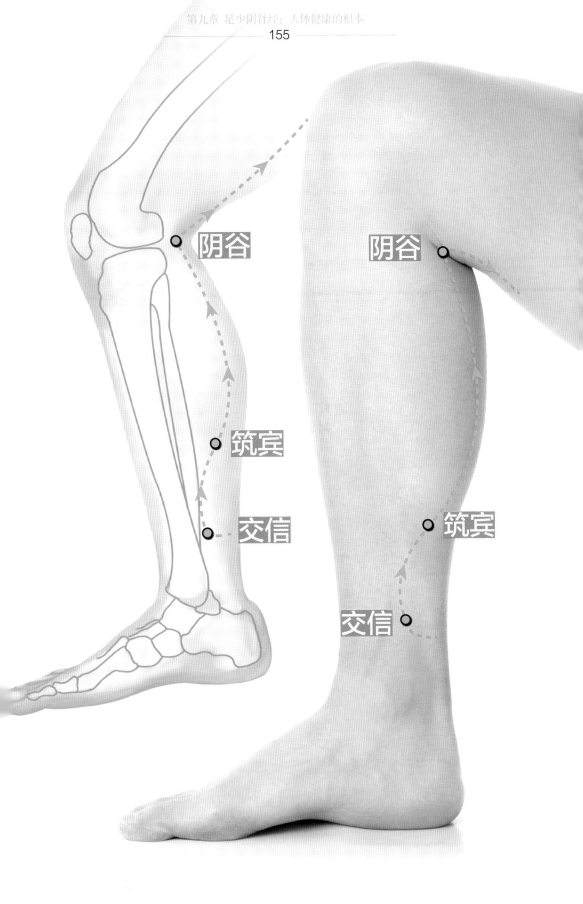

阴谷

阴谷

筑宾

筑宾

交信

交信

## 横骨 摆脱男人难言痛苦

横骨，为耻骨之古称。穴在横骨上缘上方，故称横骨。

【主　　治】益肾助阳，调理下焦。主治腹痛、外生殖器肿痛、遗精、闭经、盆腔炎。

【部　　位】在下腹部，脐中下5寸，前正中线旁开0.5寸。

【快速取穴】仰卧，耻骨联合上缘中点，再旁开半横指处即是。

【特效按摩】用拇指指腹从上向下推摩，每次3~5分钟。可治小便不利、遗尿、遗精等泌尿生殖系统疾病。

## 大赫 生殖健康的福星

大，大小之大；赫，显赫。显赫有盛大之意。本穴为足少阴冲脉之会，乃下焦元气充盛之处。

【主　　治】益肾助阳，调经止带。主治遗精、月经不调、痛经、不孕、带下。

【部　　位】在下腹部，脐中下4寸，前正中线旁开0.5寸。

【快速取穴】仰卧，依上法找到横骨（见本页），向上1横指处即是。

【特效按摩】用拇指指腹从上向下推摩大赫，每次3~5分钟。可治生殖系统、泌尿系统疾病。

## 气穴 利尿通便疗效好

气，气血之气，在此指肾气；穴，土室。穴在关元旁，为肾气藏聚之室。

【主　　治】调理冲任，益肾暖胞。主治月经不调、痛经、带下、遗精、阳痿。

【部　　位】脐中下3寸，前正中线旁开0.5寸。

【快速取穴】肚脐下4横指，再旁开半横指处。

【特效按摩】用拇指指腹从上向下推摩气穴，每次3~5分钟。可有效治疗生殖疾病。

## 四满 腹痛腹冷不怕了

四，第四；满，充满。此乃肾经入腹的第四穴，可治腹部胀满。

【主　　治】理气调经，利水消肿。主治痛经、不孕症、遗精、水肿、小腹痛、便秘。

【部　　位】脐中下2寸，前正中线旁开0.5寸。

【快速取穴】仰卧，肚脐下3横指，再旁开半横指处即是。

【特效按摩】按揉四满可治腹痛、便秘、腹泻、月经不调等疾病；或艾条灸，每次5~15分钟。

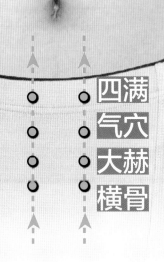

四满
气穴
大赫
横骨

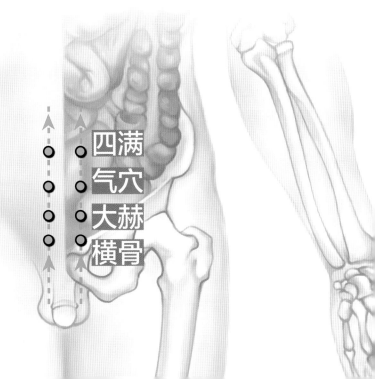

四满
气穴
大赫
横骨

## 中注　常按摩，促消化

中，中间；注，灌注。肾经之气由此灌注中焦。

【主　　治】调经止带，通调腑气。主治腹胀、呕吐、腹泻、痢疾、腰腹疼痛。

【部　　位】在下腹部，脐中下1寸，前正中线旁开0.5寸。

【快速取穴】仰卧，肚脐下半横指，再旁开半横指处即是。

【特效按摩】按揉中注可治腹痛、便秘、腹泻、月经不调等疾病；可用艾条灸中注，每次5~15分钟。

## 肓俞　告别便秘的痛苦

肓，肓膜；俞，输注。肾经之气由此灌注中焦。

【主　　治】理气止痛，润肠通便。主治绕脐腹痛、腹胀、呕吐、腹泻、痢疾、便秘。

【部　　位】在腹中部，脐中旁开0.5寸。

【快速取穴】仰卧，肚脐旁开半横指处即是。

【特效按摩】用拇指指腹从上向下推摩肓俞，每次3~5分钟，用艾条灸肓俞，每次5~15分钟。可治腹痛、便秘、腹泻、月经不调、疝气等疾病。

## 商曲　帮你解决腹痛的烦恼

商，五音之一，属金；曲，弯曲。商为金音，大肠属金，本穴内对大肠弯曲处。

【主　　治】健脾和胃，消积止痛。主治绕脐腹痛、腹胀、呕吐、腹泻、痢疾、便秘。

【部　　位】在上腹部，脐中上2寸，前正中线旁开0.5寸。

【快速取穴】仰卧，肚脐上3横指，再旁开半横指处即是。

【特效按摩】用拇指指腹从上向下推摩商曲，每次3~5分钟，或用艾条灸商曲，每次5~15分钟。可治胃痛、便秘、腹泻等胃肠疾病。

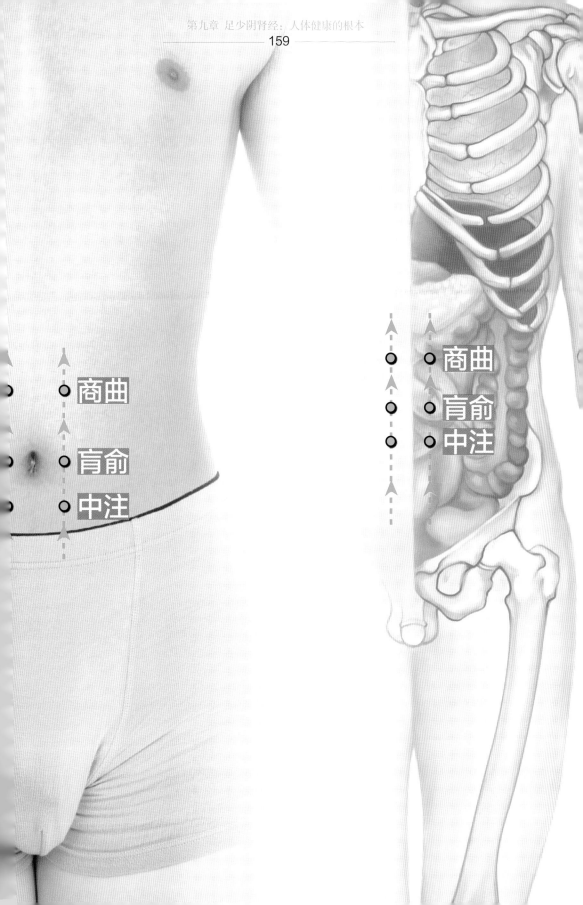

商曲

肓俞

中注

## 石关 脾胃虚寒按石关

石，石头；关，重要。石有坚实之意。本穴为治腹部坚实病症的要穴。

【主　　治】降逆止呕、温经散寒。主治闭经、带下、脾胃虚寒、腹痛。

【部　　位】在上腹部，脐中上3寸，前正中线旁开0.5寸。

【快速取穴】仰卧，肚脐上4横指，再旁开半横指处即是。

【特效按摩】两手中指指腹相互叠加，用力按压石关，有酸胀的感觉为宜，每次揉按3~5分钟，可治呕吐、腹痛、妇人不孕等脾胃虚寒之证。

## 阴都 有效缓解胃痛

阴，阴阳之阴；都，会聚。穴在腹部，为水谷聚焦之处。

【主　　治】调理胃肠，宽胸降逆。主治腹胀、肠鸣、腹痛、哮喘、便秘、妇人不孕。

【部　　位】在上腹部，脐中上4寸，前正中线旁开0.5寸。

【快速取穴】仰卧，胸剑联合与肚脐连线中点，再旁开半横指处即是。

【特效按摩】中间三指指腹摩阴都、中脘（见226页），可治胃胀、胃痛、恶心等。

## 腹通谷 胃痛呕吐不用怕

腹，腹部；通，通过；谷，水谷。穴在腹部，为通过水谷之处。

【主　　治】健脾和胃，宽胸安神。主治腹痛，腹胀，呕吐，胸痛，急、慢性胃炎。

【部　　位】在上腹部，脐中上5寸，前正中线旁开0.5寸。

【快速取穴】仰卧，胸剑联合处，直下量4横指，再旁开半横指处即是。

【特效按摩】按揉腹通谷，可治胃痛、呕吐、腹痛、腹胀等胃肠疾病。

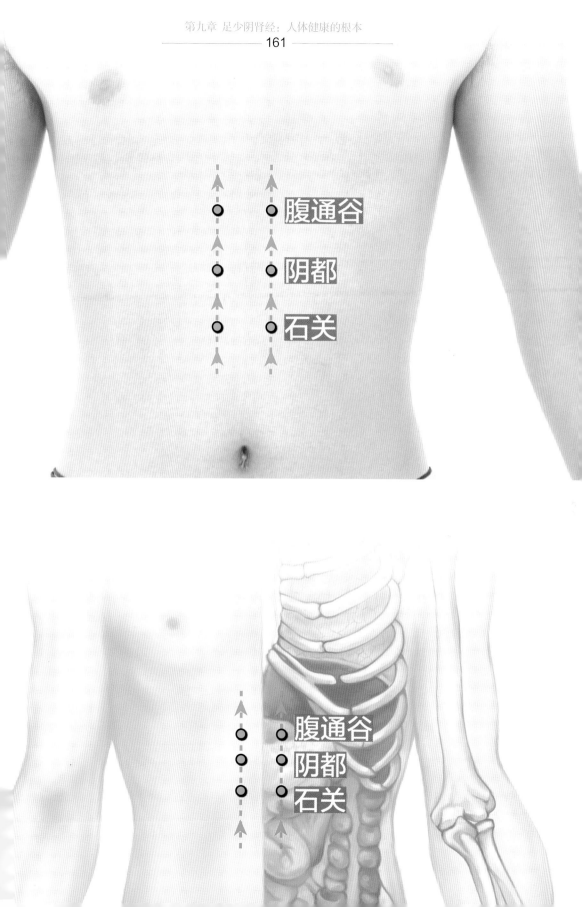

腹通谷

阴都

石关

腹通谷

阴都

石关

手太阴肺经 手阳明大肠经 足阳明胃经 足太阴脾经 手少阴心经 手太阳小肠经 足太阳膀胱经 **足少阴肾经** 手厥阴心包经 手少阳三焦经 足少阳胆经 足厥阴肝经 任脉 督脉 经外奇穴

## 幽门 腹胀腹泻双调节

幽，隐藏在腹部深处；门，门户。胃之下口称幽门。穴之深部，邻近幽门。

【主　　治】健脾和胃，降逆止呕。主治腹痛、呕吐、胃痛、胃溃疡、消化不良。

【部　　位】在上腹部，脐中上6寸，前正中线旁开0.5寸。

【快速取穴】仰卧，胸剑联合处，直下量3横指，再旁开半横指处即是。

【特效按摩】按揉幽门，可治呕吐、腹痛、腹胀、腹泻等胃肠疾病。

## 步廊 乳房保健穴

步，步行；廊，走廊。穴当中庭旁；经气自此，如步行于庭堂之两廊。

【主　　治】宽胸理气，止咳平喘。主治咳嗽、哮喘、胸痛、乳痈、胸膜炎。

【部　　位】在胸部，第5肋间隙，前正中线旁开2寸。

【快速取穴】仰卧，平乳头的肋间隙的下一肋间，由前正中线旁开3横指处即是。

【特效按摩】急性乳腺炎患者可自步廊向乳头方向推抹50~100次。

## 神封 迅速缓解气喘

神，指心；封，领属。穴之所在为心之所属。

【主　　治】宽胸理肺，降逆止呕。主治咳嗽、哮喘、呕吐、胸痛、乳痈、胸膜炎。

【部　　位】在胸部，第4肋间隙，前正中线旁开2寸。

【快速取穴】仰卧，平乳头的肋间隙中，由前正中线旁开3横指处即是。

【特效按摩】用中指指腹揉按神封3~5分钟，可缓解跑步后或搬重物后造成的气喘。

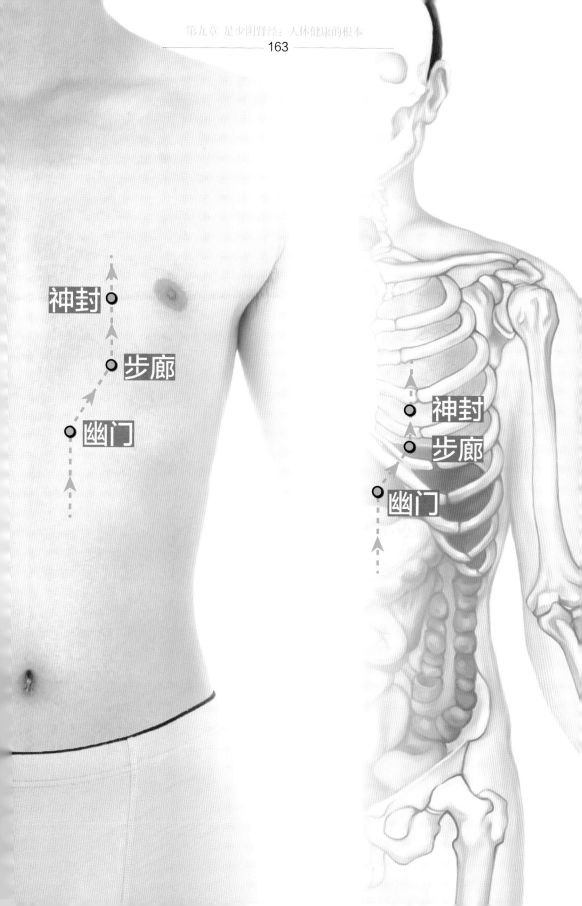

神封

步廊

幽门

神封
步廊

幽门

## 灵墟 风寒咳嗽找灵墟

灵,指心;墟,土堆。本穴内应心脏,外当肌肉隆起处,其隆起犹如土堆。

【主　　治】疏肝宽胸,肃降肺气,壮阳益气。主治咳嗽、哮喘、胸痛、乳痈、胸膜炎、心悸。

【部　　位】在胸部,第3肋间隙,前正中线旁开2寸。

【快速取穴】仰卧,自乳头垂直向上推1个肋间隙,该肋间隙中,由前正中线旁开3横指处即是。

【特效按摩】治疗风寒咳嗽,常按揉灵墟,每次10~15分钟,具有止咳化痰的功效。

## 神藏 艾灸治咳喘

神,指心;藏,匿藏。穴当心神匿藏之处。

【主　　治】宽胸理气,降逆平喘。主治咳嗽、哮喘、胸痛、支气管炎、呕吐。

【部　　位】在胸部,第2肋间隙,前正中线旁开2寸。

【快速取穴】仰卧,自乳头垂直向上推2个肋间隙,该肋间隙中,由前正中线旁开3横指处即是。

【特效按摩】轻轻按揉神藏,可治咳嗽、气喘等肺疾。

## 彧中 定咳顺气好帮手

彧,通"郁";中,中间。郁有茂盛之意,穴当肾气行于胸中大盛之处。

【主　　治】宽胸理气,止咳化痰。主治咳嗽、胸胁胀满、不嗜食、咽喉肿痛。

【部　　位】在胸部,第1肋间隙,前正中线旁开2寸。

【快速取穴】仰卧,自锁骨下缘垂直向下推1个肋骨,就是第1肋间隙,由前正中线旁开3横指处即是。

【特效按摩】生气或疲累后,胸胁部有时会感到疼痛,而且不断咳嗽,此时可以用拇指指腹点按彧中,有助于止痛、定咳、顺气。

## 俞府 胜过止咳良药

俞,输注;府,通"腑"。肾之经气由此输入内脏。

【主　　治】止咳平喘,和胃降逆。主治咳嗽、哮喘、呕吐、胸胁胀满、不嗜食。

【部　　位】在胸部,锁骨下缘,前正中线旁开2寸。

【快速取穴】仰卧,锁骨下可触及一凹陷,在此凹陷中,前正中线旁开3横指处即是。

【特效按摩】经常推揉、拍打俞府可调气散结,延缓呼吸器官衰老。

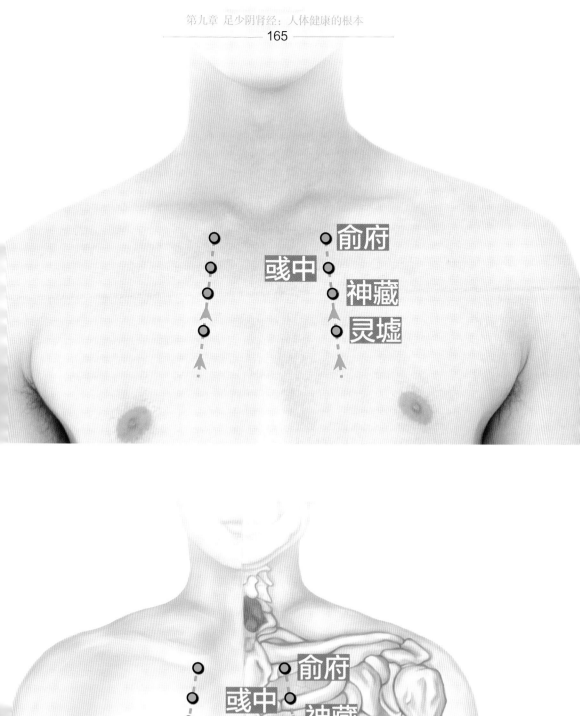

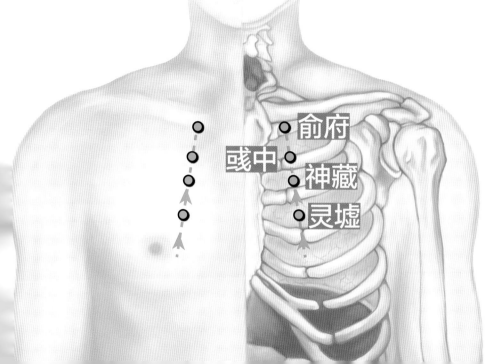

# 第十章
# 手厥阴心包经：护卫心主的大将军

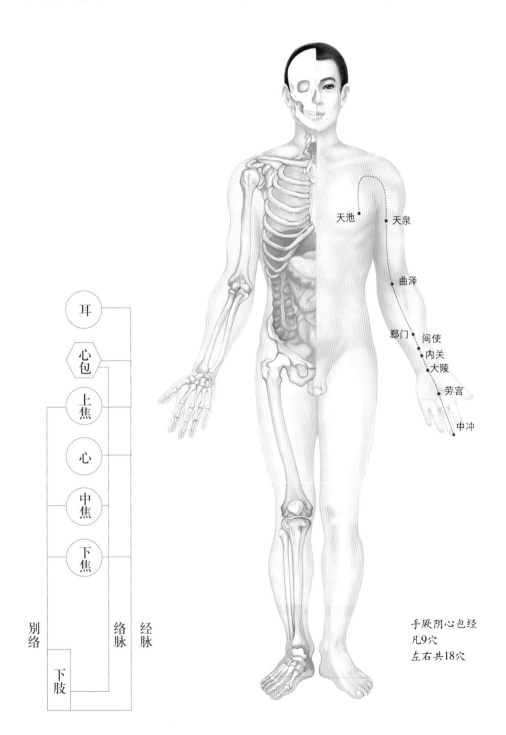

天池　天泉

曲泽

郄门　间使
内关
大陵
劳宫

中冲

耳

心包

上焦

心

中焦

下焦

别络　　络脉　经脉

下肢

手厥阴心包经
凡9穴
左右共18穴

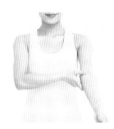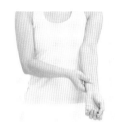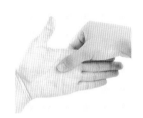

# 保养心包经的最佳方法和时间

心包经位于人体手臂内侧并包括胸部的天池穴。晚饭后适宜散散步，散步时轻轻拍打心包经穴位，至潮红为宜，注意拍打力度，每次3~5分钟即可。

心包是心的保护组织，又是气血通道。心包经戌时（19:00~21:00）最兴旺，心脏不好者最好在戌时循按心包经。此时还要给自己创造安然入眠的条件：保持心情舒畅，看书、听音乐或打太极，放松心情，从而释放压力。

## 禁忌

晚餐不要太过油腻，否则易生亢热而致胸中烦闷、恶心。

# 心包经上潜伏的疾病

心包经发生病变时，主要表现为以下疾病：

经络症：失眠、多梦、易醒、健忘、口疮、口臭、全身痛痒等。

脏腑症：心烦、心悸、心痛、心闷、神志失常等。心包气绝则眼大无神直视，形体萎黄如烟熏。

亢进热证时症状：心烦、易怒、失眠、多梦、胸痛、头热痛、上肢痛、目赤、便秘。

衰弱寒证时症状：心悸、心动过缓、眩晕、呼吸困难、上肢无力、胸痛、易醒、难入睡。

左侧竖排导航：

手太阴肺经　手阳明大肠经　足阳明胃经　足太阴脾经　手少阴心经　手太阳小肠经　足太阳膀胱经　足少阴肾经　**手厥阴心包经**　手少阳三焦经　足少阳胆经　足厥阴肝经　任脉　督脉　经外奇穴

# 心包经腧穴

## 天池　乳腺增生的克星

天，天空；池，池塘。穴在乳旁，乳房之泌乳，有如水自天池而出。

【主　　治】活血化瘀，宽胸理气。主治咳嗽、胸痛、胸闷、乳汁分泌不足、乳腺炎。

【部　　位】在胸部，第4肋间隙，前正中线旁开5寸。

【快速取穴】仰卧，自乳头沿水平线向外侧旁开1横指，按压有酸胀感处即是。

【特效按摩】中指指腹垂直下压揉按天池，持续3~5分钟为宜，可治乳腺增生、乳腺炎等疾病。

## 天泉　增强心脏活力

天，天空；泉，泉水。源于天地的经气由此而下，如泉水从天而降。

【主　　治】宽胸理气，活血通脉。主治心痛、打嗝、上臂内侧痛、胸背痛。

【部　　位】在臂前区，腋前纹头下2寸，肱二头肌的长、短头之间。

【快速取穴】伸肘仰掌，腋前纹头直下3横指，在肱二头肌肌腹间隙中，按压有酸胀感处即是。

【特效按摩】心脏供血不足者，可每天坚持用中指指腹揉天泉，每次1~3分钟。

## 曲泽　胸闷、心慌多按揉

曲，弯曲；泽，沼泽。经气流注至此，入曲肘浅凹处，犹如水进沼泽。

【主　　治】清心镇痛，和胃降逆。主治胃痛、呕吐、腹泻、风疹、心痛、心悸。

【部　　位】在肘前区，肘横纹上，肱二头肌腱的尺侧缘凹陷中。

【快速取穴】肘微弯，肘弯里可摸到一条大筋，内侧横纹上可触及凹陷处即是。

【特效按摩】用拇指垂直按压曲泽1~3分钟，可治心火上升引起的心痛、心悸等心血管疾病。

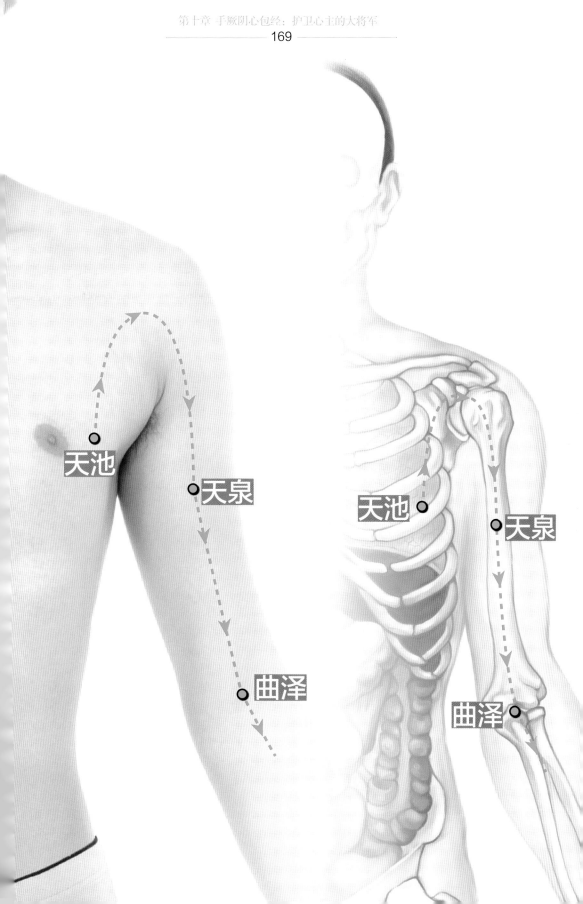

天池

天泉

曲泽

天池

天泉

曲泽

## 郄门 心绞痛的应急穴

郄,孔隙;门,门户。此为本经郄穴,乃本经经气出入之门户。

【主　治】宁心安神,清营止血。主治心胸部疼痛、心悸、呕血、鼻塞。

【部　位】在前臂前区,腕掌侧远端横纹上5寸,掌长肌腱与桡侧腕屈肌腱之间。

【快速取穴】微屈腕握拳,曲池(见50页)与大陵(见172页)连线中点下1横指处即是本穴。

【特效按摩】患者自己可用右手拇指按定左手郄门,然后左手腕向内转动45°再返回,以每分钟60次的速度重复该动作,按摩1分钟,可治心悸、心动过速、心绞痛等症。

## 间使 治打嗝之要穴

间,间隙;使,臣使。穴属心包经,位于两筋之间隙,心包为臣使之官,故名。

【主　治】宽胸和胃,清心安神,理气镇痛。主治打嗝、呕吐、中风、月经不调、荨麻疹。

【部　位】在前臂前区,腕掌侧远端横纹上3寸,掌长肌腱与桡侧腕屈肌腱之间。

【快速取穴】微屈腕握拳,从腕横纹向上量4横指,两条索状筋之间即是。

【特效按摩】用拇指指腹用力按压间使,有酸胀感为宜,一般按摩3~5分钟,即可消除打嗝症状。

## 内关 心神卫士

内,内外之内;关,关隘。穴在前臂内侧要处,犹如关隘。

【主　治】宁心安神,和胃降逆,理气镇痛。主治心痛、心悸、失眠、癫痫、胃痛、呕吐、打嗝、哮喘、高血压、低血压、冠心病、汗多、神经性皮炎、小儿惊风。

【部　位】在前臂前区,腕掌侧远端横纹上2寸,掌长肌腱与桡侧腕屈肌腱之间。

【快速取穴】微屈腕握拳,从腕横纹向上量3横指,两条索状筋之间即是内关。

【特效按摩】用左手拇指指尖按压右侧内关10~15分钟,每日2~3次;再用右手按压左侧内关,反复操作。可改善风湿性心脏病、心肌炎、冠心病、心绞痛、心律不齐等症状。

左侧栏目:手太阴肺经 手阳明大肠经 足阳明胃经 足太阴脾经 手少阴心经 手太阳小肠经 足太阳膀胱经 足少阴肾经 **手厥阴心包经** 手少阳三焦经 足少阳胆经 足厥阴肝经 任脉 督脉 经外奇穴

郄门

间使 内关

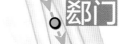
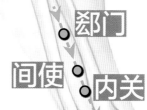

郄门

间使 内关

## 大陵 牙肿口臭不见了

大,大小之大;陵,丘陵。掌根突起部如同丘陵,穴在其腕侧凹陷中。

【主　　治】宁心安神,和营通络,宽胸和胃。主治身热、头痛、扁桃体炎、咽炎、肾虚、失眠。

【部　　位】在腕前区,腕掌侧远端横纹中,掌长肌腱与桡侧腕屈肌腱之间。

【快速取穴】微屈腕握拳,从腕横纹上,两条索状筋之间即是。

【特效按摩】用拇指指尖垂直掐按大陵,每天早晚两侧各掐按1~3分钟。以治疗心胸痛、胃炎、扁桃体炎等疾病。

## 劳宫 安神解疲劳

劳,劳动;宫,中央。手司劳动,劳指手。穴在手掌部的中央。

【主　　治】清心泻热,开窍醒神,消肿止痒。主治热病、汗多、心烦、口腔溃疡、中风昏迷、高脂血症。

【部　　位】在掌区,横平第3掌指关节近端,第2、第3掌骨之间偏于第3掌骨。

【快速取穴】握拳屈指,中指尖所指掌心处,按压有酸痛感处即是。

【特效按摩】用拇指指腹揉按劳宫,每次1~3分钟,可治腹泻;用拇指尖掐按可治中风昏迷、中暑等急症。

## 中冲 补益肝肾

中,中间;冲,冲动,涌出。穴在中指端,心包经之井穴,经气由此涌出,沿经脉上行。

【主　　治】苏厥开窍,清心泻热。主治心痛、心悸、中风、中暑、目赤、舌痛、小儿惊风。

【部　　位】在手指,中指末端最高点。

【快速取穴】俯掌,在手中指尖端的中央取穴。

【特效按摩】用较重的手法掐中冲;或用硬物,如发夹,捻按中冲约10秒钟,可治疗晕车、中风昏迷、中暑等症状。

# 第十一章
# 手少阳三焦经：捍卫头脑安全

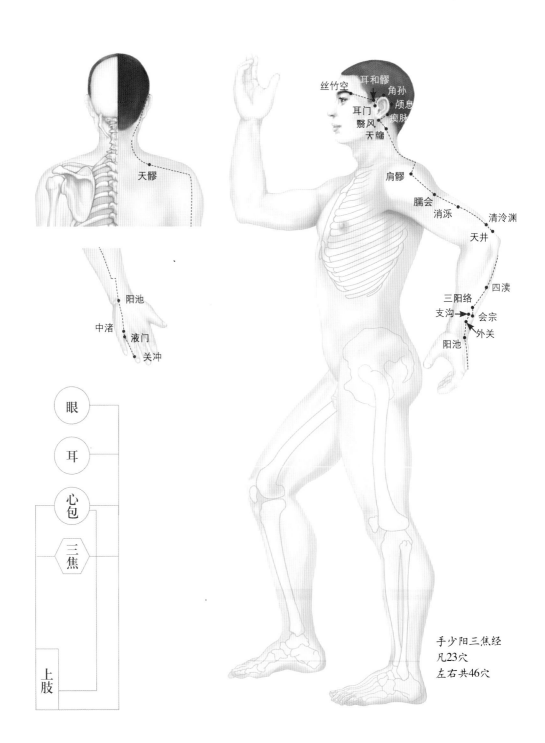

丝竹空　耳和髎
　　　　角孙
　　　颅息
　耳门　瘛脉
　翳风
　　天牖
　　　肩髎
　　　臑会
　　　消泺　　清冷渊
　　　　　　天井
　　　　　　四渎
　　　三阳络
　支沟　会宗
　　　　外关
　　阳池

天髎

阳池
中渚　液门
　　关冲

手少阳三焦经
凡23穴
左右共46穴

眼

耳

心包

三焦

上肢

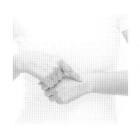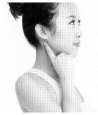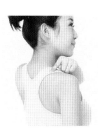

# 保养三焦经的最佳方法和时间

三焦经集中于人体头部、颈部以及手臂外侧。入睡前轻轻拍打三焦经循行路线，拍打3~5分钟即可，注意拍打力度。若不想此时睡觉，可听音乐、看书、看电视、练瑜伽，但最好不要超过亥时睡觉。

亥时（21:00~23:00）三焦经当令。三焦是六腑中最大的腑，为元气、水谷、水液运行之所。此时是十二时辰中最后一个，是人们安歇睡眠的时候。人如果在亥时睡眠，百脉可得到最好的休养生息，对身体、美容十分有益。百岁老人有个共同特点，即在亥时睡觉。

### 禁忌

熬夜可能出现内分泌失调的症状，所以最好不要养成熬夜的习惯。

# 三焦经上潜伏的疾病

三焦经发生病变时，主要表现为以下疾病：

经络症：偏头痛、耳鸣耳聋、咽喉肿痛、眼痛等头面五官症疾，以及经络所过部位如颈项痛、肩背痛、肘臂痛等运动障碍。

脏腑症：上焦病变易出现心烦胸闷、心悸咳喘；中焦病变易出现脾胃胀痛、食欲不振；下焦病变易出现水肿、遗尿、大小便异常等。上焦气绝则喜噫，中焦气绝则不能食，下焦气绝则二便失禁。

亢进热证时症状：耳鸣、耳痛、头剧痛、上肢痛、肩颈无力、食欲不振、失眠、易怒。

衰弱寒证时症状：上肢无力麻木、面色白、呼吸表浅、发冷、尿少、精神与身体倦怠、忧郁、肌肉松弛无力、听力障碍。

# 三焦经腧穴

## 关冲 ▶ 远离更年期烦恼

关,通"弯",指无名指;冲,冲要。穴在无名指端,经气由此涌出,沿经上行。

【主　治】泻热开窍,清利喉舌,活血通络。主治头痛、咽喉肿痛、视物不明、肘痛。
【部　位】在手指,第4指末节尺侧,指甲根角侧上方0.1寸(指寸)。
【快速取穴】沿手无名指甲底部与侧缘引线的交点处即是。
【特效按摩】用拇指指尖掐按关冲1~3分钟,可缓解更年期症状,如心慌气短、性欲减退等。

## 液门 ▶ 清火散热有奇效

液,水液;门,门户。此为本经荥穴,属水,有通调水道之功,犹如水气出入之门户。

【主　治】清头目,利三焦,通络止痛。主治手背红肿、五指拘挛、腕部无力、热病。
【部　位】在手背,当第4、第5指间,指蹼缘后方赤白肉际处。
【快速取穴】抬臂俯掌,手背部第4、第5指指缝间掌指关节前可触及一凹陷处即是。
【特效按摩】每天早晚用拇指指腹按揉液门200次左右,可缓解头痛、目眩、咽喉肿痛、眼睛赤涩、龋齿等病症。

## 中渚 ▶ 治疗颈肩背痛常用穴

中,中间;渚,水中小块陆地。穴在五输流注穴之中间,经气如水循渚而行。

【主　治】清热通络,开窍益聪。主治前臂疼痛、脂溢性皮炎、头痛、目眩、耳聋。
【部　位】在手背,第4、第5掌骨间,第4掌指关节近端凹陷中。
【快速取穴】抬臂俯掌,手背部第4、第5指指缝间掌指关节后可触及一凹陷处即是。
【特效按摩】每次按摩左右中渚各1~3分钟,可治肢体关节肿痛以及屈伸不利之症。

## 阳池 ▶ 驱走手脚的寒冷

阳,阴阳之阳;池,池塘。穴在腕背凹陷中,经气至此如水入池塘。

【主　治】清热通络,通调三焦,益阴增液。主治腕关节肿痛、手足怕冷、口干、糖尿病。
【部　位】在腕后区,腕背侧远端横纹上,指总伸肌腱的尺侧缘凹陷中。
【快速取穴】抬臂垂腕,背面,由第4掌骨向上推至腕关节横纹,可触及凹陷处即是。
【特效按摩】用中指指腹按摩阳池,可改善女性在经期、孕期和产褥期出现的手脚冰凉状况。

手太阴肺经 手阳明大肠经 足阳明胃经 足太阴脾经 手少阴心经 手太阳小肠经 足太阳膀胱经 足少阴肾经 手厥阴心包经 手少阳三焦经 足少阳胆经 足厥阴肝经 任脉 督脉 经外奇穴

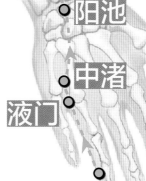

阳池

中渚

液门

关冲

阳池

中渚

液门

关冲

手太阴肺经 手阳明大肠经 足阳明胃经 足太阴脾经 手少阴心经 手太阳小肠经 足太阳膀胱经 足少阴肾经 手厥阴心包经 手少阳三焦经 足少阳胆经 足厥阴肝经 任脉 督脉 经外奇穴

## 外关 缓解腰痛治疗风湿

外，内外之外；关，关隘。穴在前臂外侧要处，犹如关隘。

【主　治】清热解表，通经活络。主治感冒、头痛、三叉神经痛、颈椎病、落枕。
【部　位】在前臂外侧，腕背侧远端横纹上2寸，尺骨与桡骨间隙中点。
【快速取穴】抬臂俯掌，掌腕背横纹中点直上3横指，前臂两骨头之间的凹陷处即是。
【特效按摩】用拇指揉、点外关，力量由轻到重，以穴位下有酸胀感为度，可治腰痛、手臂疼痛、偏头痛、风湿等症。

## 支沟 排除体内毒素

支，通"肢"；沟，沟渠。支，在此指上肢。穴在上肢尺骨与桡骨间沟中。

【主　治】清利三焦，通腑降逆。主治胸胁痛、腹胀、便秘、心绞痛、上肢瘫痪。
【部　位】在前臂外侧，腕背侧远端横纹上3寸，尺骨与桡骨间隙中点。
【快速取穴】抬臂俯掌，掌腕背横纹中点直上4横指，前臂两骨头之间的凹陷处即是。
【特效按摩】按揉支沟3~5分钟，可清除体内堆积宿便，防止便秘、腹胀。

## 会宗 温通经脉治耳鸣

会，会合；宗，集聚。此为三焦经郄穴，是经气会聚之处。

【主　治】清利三焦，安神定志，疏通经络。主治偏头痛、耳聋、耳鸣、咳喘胸满、臂痛。
【部　位】在前臂外侧，腕背侧远端横纹上3寸，尺骨的桡侧缘。
【快速取穴】抬臂俯掌，掌腕背横纹中点直上4横指，拇指侧按压有酸胀感处即是。
【特效按摩】常用食指指腹揉按会宗，有温通经脉的功效，可预防听力和视力减退。

## 三阳络 治疗耳聋牙痛

三阳，指手三阳经；络，联络。本穴联络手之三条阳经。

【主　治】舒筋通络，开窍镇痛。主治前臂酸痛、耳聋、牙痛、脑血管病后遗症。
【部　位】在前臂外侧，腕背侧远端横纹上4寸，尺骨与桡骨间隙中点。
【快速取穴】先找到支沟（见本页），直上1横指，前臂两骨头之间凹陷处即是。
【特效按摩】用拇指指甲垂直下压三阳络，揉按3分钟，先左后右，可有效缓解牙痛。

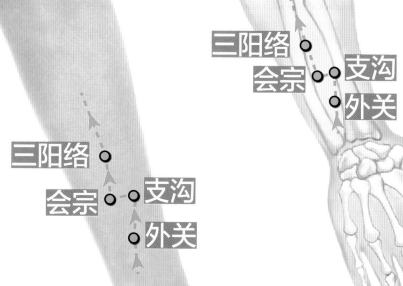

三阳络

会宗　　支沟

外关

三阳络

会宗　支沟

外关

## 四渎 治疗咽喉肿痛有特效

四，四个；渎，河流。古称长江、黄河、淮河、济水为四渎。经气至此，渗灌更广，故喻称四渎。

【主　治】开窍聪耳，清利咽喉。主治咽喉肿痛、耳聋、耳鸣、头痛、下牙痛、眼疾。

【部　位】在前臂外侧，肘尖下5寸，尺骨与桡骨间隙中。

【快速取穴】先找到阳池（见176页），其与肘尖连线的中点上1横指处即是。

【特效按摩】经常对四渎进行点按，每次1~3分钟，可以预防耳鸣、耳聋，对偏头痛、牙痛也有很好的调理作用。

## 天井 淋巴结核不用怕

天，天空；井，水井。喻上为天。穴在上肢鹰嘴窝，其陷如井。

【主　治】行气散结，安神通络。主治前臂酸痛、淋巴结核、落枕、偏头痛。

【部　位】在肘后侧，肘尖上1寸凹陷中。

【快速取穴】屈肘，肘尖直上1横指凹陷处即是。

【特效按摩】用一手轻握另一手肘下，弯曲中指以指尖垂直向上按摩天井，每天早晚各按1次，每次左右各1~3分钟。可治疗麦粒肿、淋巴结核。

## 清冷渊 着急上火就揉它

清冷，清凉；渊，深水。本穴具有清三焦之热的作用，犹如入清凉深水之中。

【主　治】疏散风寒，通经止痛。主治前臂及肩背部酸痛不举、头项痛、眼疾。

【部　位】在臂后侧，肘尖与肩峰角连线上，肘尖上2寸。

【快速取穴】屈肘，肘尖直上3横指凹陷处即是。

【特效按摩】用中指指腹揉清冷渊1~3分钟，可缓解着急上火、嗓子痛、牙痛、眼睛痛等症。

清泠渊

天井

四渎

清泠渊

天井

四渎

## 消泺　有效治疗各种痛证

消，消除；泺，小水、沼泽。本穴属三焦经，具有通调水道的作用。

【主　　治】清热安神，活络止痛。主治颈项强急肿痛、臂痛、头痛、牙痛。

【部　　位】在臂后侧，肘尖与肩峰角连线上，肘尖上5寸。

【快速取穴】先取肩髎（见本页），其与肘尖连线上，肘尖上7横指处即是。

【特效按摩】四指并拢向消泺施加压力，一压一松，持续3~5分钟为宜，可治头痛、
颈项强痛、臂痛、牙痛等疾病。

## 臑会　专治肩膀痛

臑，上臂肌肉隆起处；会，交会。穴在上臂肌肉隆起处，为三焦经
和阳维脉之交会处。

【主　　治】化痰散结，通络止痛。主治肩胛肿痛、肩臂酸痛。

【部　　位】在臂后侧，平腋后纹头，三角肌的后下缘。

【快速取穴】先取肩髎（见本页），其与肘尖连线上，肩髎下4横指处即是。

【特效按摩】经常拿捏臑会，每次1~3分钟，可以预防肩关节炎、上肢麻痹等症。

## 肩髎　缓解肩痛不举

肩，肩部；髎，骨隙。穴在肩部骨隙中。

【主　　治】祛风湿，通经络。主治肩胛肿痛、肩臂痛、中风偏瘫、荨麻疹。

【部　　位】在肩部，肩峰角与肱骨大结节两骨间凹陷中。

【快速取穴】外展上臂，肩膀后下方凹陷处即是。

【特效按摩】用拇指、食指和中指拿捏肩髎3~5分钟，每天早晚各1次。可缓解臂痛
不能举、胁肋疼痛等症状。

## 天髎　治疗颈项强痛

天，天空；髎，骨隙。上为天。穴在肩胛冈上方之骨隙中。

【主　　治】祛风除湿，通经止痛。主治肩臂痛、颈项僵硬疼痛、胸中烦满。

【部　　位】在肩胛骨上角处，当肩井（见200页）与曲垣（见112页）之间的中点，
横平第1胸椎棘突。

【快速取穴】肩胛骨上角，其上方的凹陷处即是。

【特效按摩】用中指指腹揉按天髎，以有酸胀感为宜，可治肩臂痛、颈项僵硬疼痛
等症。

手太阴肺经　手阳明大肠经　足阳明胃经　足太阴脾经　手少阴心经　手太阳小肠经　足太阳膀胱经　足少阴肾经　手厥阴心包经　手少阳三焦经　足少阳胆经　足厥阴肝经　任脉　督脉　经外奇穴

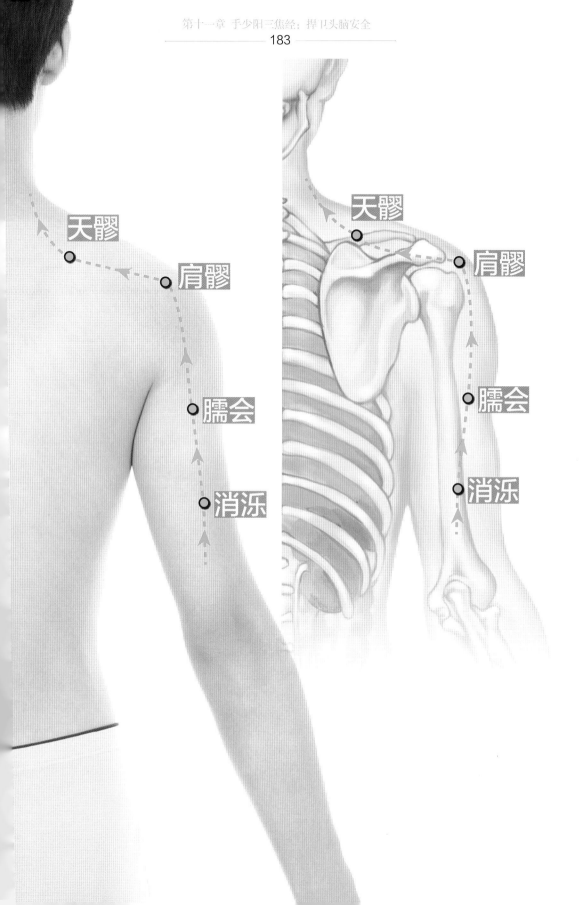

## 天牖 缓解颈肩酸痛

天，天空；牖，窗。上为天，穴在侧颈部上方，本穴能开上窍，故喻为天窗。

【主　治】清头明目，通经活络。主治头痛、头晕、颈肩酸痛、目痛、耳鸣、喉痛。

【部　位】在项后，横平下颌角，胸锁乳突肌的后缘凹陷中。

【快速取穴】乳突后方直下平下颌角的凹陷处即是。

【特效按摩】常用中指指腹轻轻按摩天牖，每次3~5分钟，对肩颈不适有良好的调理作用。

## 翳风 快速止嗝

翳，遮蔽；风，风邪。穴当耳垂后方，为遮蔽风邪之处。

【主　治】聪耳通窍，散内泻热。主治打嗝、中耳炎、三叉神经痛、牙痛、颊肿、失眠。

【部　位】在颈部，耳垂后方，乳突下端前方凹陷中。

【快速取穴】头偏向一侧，将耳垂下压，所覆盖范围中的凹陷处即是。

【特效按摩】用手指尖大力按压翳风，一般5分钟内就可以止嗝。

## 瘈脉 小儿惊风疗效佳

瘈，瘈疭；脉，指络脉。穴在耳后络脉，有治瘈疭的作用。

【主　治】熄风解痉，活络通窍。主治头痛、耳聋、耳鸣、小儿惊风、呕吐。

【部　位】在头部，乳突中央，角孙至翳风沿耳轮弧形连线的上2/3与下1/3交点处。

【快速取穴】沿翳风（见本页）和角孙（见186页）做耳轮连线，连线的上2/3与下1/3交点处即是。

【特效按摩】将食指和中指并拢轻轻贴于耳后根处，顺时针方向按摩瘈脉1~3分钟，每天早晚各1次。可治头痛、耳鸣、耳聋等症。

## 颅息 头痛耳鸣揉颅息

颅，头颅；息，安宁。穴在头颅部，可安脑宁神。

【主　治】通窍聪耳，泻热镇惊。主治耳鸣、头痛、耳聋、小儿惊风、呕吐。

【部　位】在头部，角孙至翳风沿耳轮弧形连线的上1/3与下2/3交点处。

【快速取穴】先找到翳风（见本页）和角孙（见186页），二者之间做耳轮连线，连线的上1/3与下1/3交点处即是。

【特效按摩】将食指和中指贴于耳后根处按摩1~3分钟，可治头痛、耳鸣、耳聋、中耳炎等症。

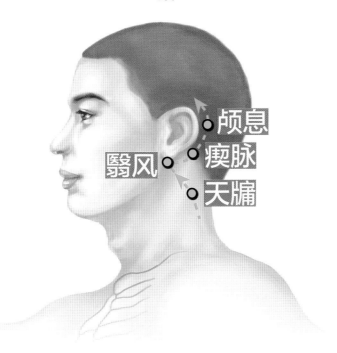

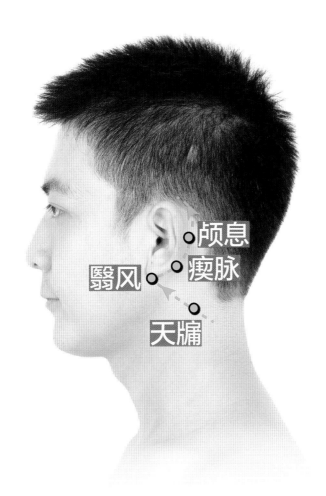

左侧竖排文字：手太阴肺经 手阳明大肠经 足阳明胃经 足太阴脾经 手少阴心经 手太阳小肠经 足太阳膀胱经 足少阴肾经 手厥阴心包经 **手少阳三焦经** 足少阳胆经 足厥阴肝经 任脉 督脉 经外奇穴

## 角孙 保护眼睛不受伤害

角，角隅；孙，孙络。穴在颞颥部，相当于耳上角对应处，而有孙络。

【主　治】清热消肿，散风止痛。主治目赤肿痛、牙痛、头痛、颈项僵硬。
【部　位】在侧头部，耳尖正对发际处。
【快速取穴】在头部，将耳郭折叠向前，找到耳尖，耳尖直上入发际处即是。
【特效按摩】用拇指指腹揉按角孙，每次1~3分钟，对白内障、目生翳膜、齿龈肿痛
　　　　　　等疾病疗效明显。

## 耳门 护耳有绝招

耳，耳窍；门，门户。穴在耳前，犹如耳之门户。

【主　治】开窍聪耳，泻热活络。主治耳鸣、耳聋、耳道流脓、中耳炎、牙痛。
【部　位】在耳前，耳屏上切迹与下颌骨髁突之间的凹陷中。
【快速取穴】耳屏上缘的前方，张口有凹陷处即是。
【特效按摩】每天早晚各揉按耳门1次，每次1~3分钟，可改善和治疗耳鸣、中耳炎、
　　　　　　耳道炎、重听等耳部疾病。

## 耳和髎 五官疾病不必苦恼

耳，耳窍；和，调和；髎，骨隙。穴当耳前骨的前表陷隙中，可调耳和声。

【主　治】祛风通络，解痉止痛。主治牙关拘急、口眼㖞斜、头重痛、耳鸣。
【部　位】在头部，鬓发后缘，耳郭根的前方，颞浅动脉的后缘。
【快速取穴】在头侧部，鬓发后缘作垂直线，耳郭根部作水平线，二者交点处即是。
【特效按摩】常用中指指腹轻轻按摩耳和髎，每次3~5分钟，可预防面部痉挛，调理
　　　　　　头重、中风后遗症等疾病。

## 丝竹空 头痛头晕都点它

丝竹，即细竹；空，空隙。眉毛，状如细竹。穴在眉梢之凹陷处。

【主　治】清头明目，散骨镇惊。主治头痛、头晕、目赤肿痛、视神经萎缩。
【部　位】在面部，眉梢凹陷中。
【快速取穴】在面部，眉毛外侧缘眉梢凹陷处。
【特效按摩】用拇指指腹向内揉按左右丝竹空，每次1~3分钟，有酸、胀、痛的感觉
　　　　　　为宜，可治各种头痛、头晕、目眩、目赤疼痛等疾病。

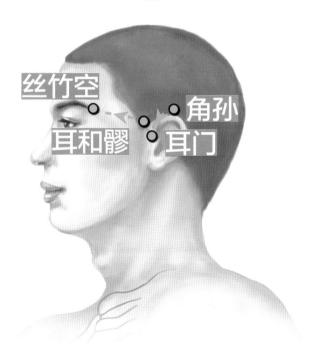

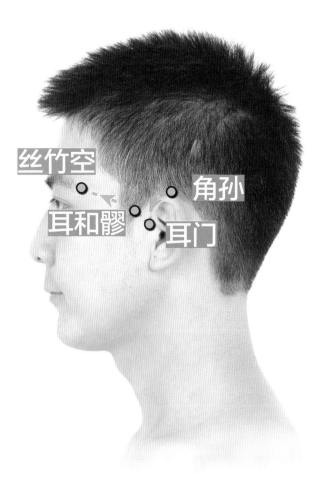

# 第十二章
# 足少阳胆经：具有神奇养生功用的经脉

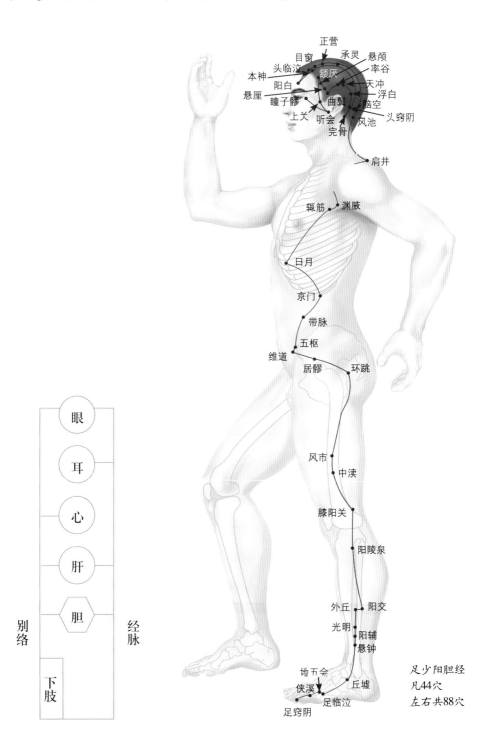

正营　承灵　悬颅　率谷
目窗　颔厌　天冲
头临泣　浮白
本神　脑空
阳白　头窍阴
悬厘　曲鬓
瞳子髎　风池
上关　听会
完骨

肩井

辄筋　渊腋

日月

京门

带脉

五枢

维道　环跳

居髎

风市

中渎

膝阳关

阳陵泉

外丘　阳交
光明　阳辅
悬钟

地五会　丘墟
侠溪　足临泣
足窍阴

足少阳胆经
凡44穴
左右共88穴

眼　耳　心　肝　胆

别络　经脉

下肢

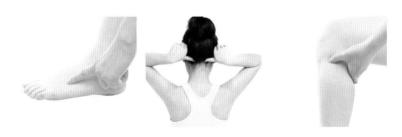

# 保养胆经的最佳方法和时间

胆经循行路线长，从头到脚，部位多，功能广。若选择子时入睡，可在睡前拍打胆经，头部可用手指刮拭，但要注意拍打力度，以舒适为宜，拍打过重不利于入睡，每次3分钟即可。

子时（23:00~1:00）一阳初生，犹如种子开始发芽，嫩芽受损影响最大。这时不要熬夜，要及时上床睡觉。人在子时前入睡，晨醒后头脑清醒、气色红润，没有黑眼圈。反之，常于子时内不能入睡者，则气色青白、眼眶昏黑。同时因胆汁排毒代谢不良更容易生成结晶、结石。

### ——— 禁忌 ———

子时最好不要吃夜宵或做剧烈运动，以免影响入睡。

# 胆经上潜伏的疾病

胆经发生病变时，主要表现为以下疾病：

经络症：口苦口干、偏头痛、白发、脱发、怕冷怕热、腋下肿痛、膝或踝关节痛、坐骨神经痛。

脏腑症：胸胁苦满、胆怯易惊、食欲不振、喜叹气、失眠、易怒、皮肤萎黄、便秘等。胆气绝则眉倾毛落。

亢进热证时症状：口苦、胸胁胀、颈或下颌疼痛、喉咙不适、失眠、头痛、便秘、髀或腿膝胫踝外侧痉挛疼痛、足下热。

衰弱寒证时症状：虚弱、关节肿胀、下肢无力、目黄、吐苦水、嗜睡、夜汗、惊悸叹气、呼吸沉闷、便溏。

# 胆经腧穴

## 瞳子髎 治疗目赤眼花特效穴

瞳子，即瞳孔；髎，骨隙。穴在小眼角外方骨隙中，横对瞳孔。

【主　治】平肝熄风，明目退翳。主治目痛、角膜炎、青光眼、视神经萎缩等。

【部　位】在面部，目外眦外侧0.5寸凹陷中。

【快速取穴】正坐，目外眦旁，眼眶外侧缘处。

【特效按摩】用两手拇指用力垂直揉按瞳子髎，每天早晚各揉按1次，每次1~3分钟。可治目赤肿痛、角膜炎、屈光不正、青光眼等症。

## 听会 有助改善耳鸣耳聋

听，听觉；会，聚会。穴在耳前，功司耳闻，为耳部经气聚会之处。

【主　治】开窍聪耳，通经活络。主治头痛、下颌关节炎、口眼㖞斜、耳鸣、耳聋。

【部　位】在面部，耳屏间切迹与下颌骨髁突之间的凹陷中。

【快速取穴】正坐，耳屏下缘前方，张口有凹陷处即是。或先取下关（见60页），向上推至颧弓上缘的凹陷中即是。

【特效按摩】耳聋耳鸣时，用拇指指尖垂直按压听会，每次5秒，直到症状缓和为止。

## 上关 常按预防视力减退

上，上方；关，关界。关，指颧骨弓，穴当其上缘。

【主　治】聪耳镇痉，散风活络。主治头痛、眩晕、偏风、口眼㖞斜、耳鸣、耳聋。

【部　位】在面部，颧弓上缘中央凹陷中。

【快速取穴】正坐，耳屏往前量2横指，耳前颧骨弓上侧凹陷处即是。

【特效按摩】用中指指腹轻轻揉按上关1~3分钟，可治疗耳鸣、耳聋、牙痛、口眼㖞斜等病。

## 颔厌 五官疾病不必苦恼

颔，下颌；厌，顺从。穴在颞颥处，随咀嚼顺从下颌运动。

【主　治】清热散风，通络止痛。主治头痛、眩晕、偏头痛、颈项痛、耳鸣、耳聋。

【部　位】在头部，从头维至曲鬓的弧形连线（其弧度与鬓发弧度相应）的上1/4与下3/4的交点处。

【快速取穴】先找到头维（见60页）和曲鬓（见192页），两穴连线的上1/4处即是。

【特效按摩】用中指指腹垂直揉按颔厌，以有胀痛的感觉为宜，每天早晚各揉按1次，每次1~3分钟，可治五官科疾病。

手太阴肺经　手阳明大肠经　足阳明胃经　足太阴脾经　手少阴心经　手太阳小肠经　足太阳膀胱经　足少阴肾经　手厥阴心包经　手少阳三焦经　足少阳胆经　足厥阴肝经　任脉　督脉　经外奇穴

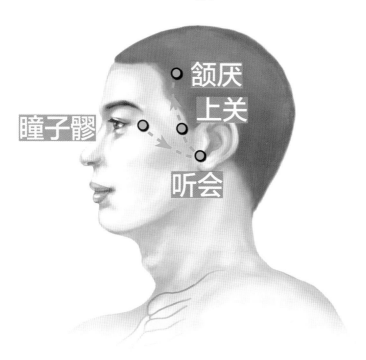

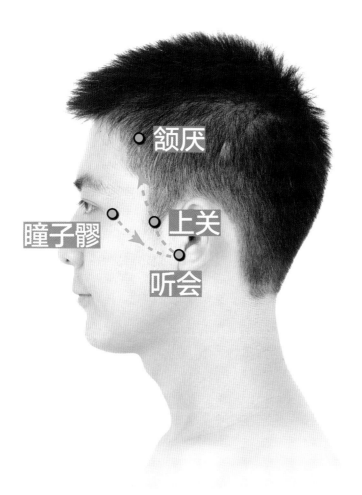

左侧竖排：手太阴肺经 | 手阳明大肠经 | 足阳明胃经 | 足太阴脾经 | 手少阴心经 | 手太阳小肠经 | 足太阳膀胱经 | 足少阴肾经 | 手厥阴心包经 | 手少阳三焦经 | **足少阳胆经** | 足厥阴肝经 | 任脉 | 督脉 | 经外奇穴

## 悬颅 集中精力不走神

*悬，悬挂；颅，头颅。穴在颞颥部，如悬挂在头颅之两侧。*

【主　治】通络消肿，清热散风。主治偏头痛、目外眦红肿、牙痛、神经衰弱。

【部　位】在头部，头维至曲鬓的弧形连线（其弧度与鬓发弧度相应）的中点处。

【快速取穴】先找到头维（见60页）和曲鬓（见本页），两穴连线的中点处即是。

【特效按摩】许多孩子在学习的时候容易分心，注意力不集中，家长可以帮助孩子多揉揉悬颅，每次1~3分钟，有助于孩子集中注意力。

## 悬厘 偏头痛的终结者

*悬，悬垂；厘，同"毛"，指头发。穴在颞颥部，位于悬垂的长发之中。*

【主　治】通络止痛，清热散风。主治热病汗不出、头痛、眩晕、三叉神经痛。

【部　位】在头部，从头维至曲鬓的弧形连线（其弧度与鬓发弧度相应）的上3/4与下1/4的交点处。

【快速取穴】先找到头维（见60页）和曲鬓（见本页），两穴连线的下1/4处即是。

【特效按摩】头晕目眩时，用食指和中指轻轻揉按悬厘，不适很快就能缓解；重按悬厘，可止偏头痛。

## 曲鬓 牙痛颊肿就揉它

*曲，弯曲；鬓，鬓发。穴在耳上鬓发边际的弯曲处。*

【主　治】清热止痛，活络通窍。主治头痛、眩晕、口眼㖞斜、牙痛、颊肿。

【部　位】鬓角发际后缘与耳尖水平线的交点处。

【快速取穴】在耳前鬓角发际后缘作垂直线，与耳尖水平线相交处即是。

【特效按摩】用中指指腹垂直揉按曲鬓1~3分钟，可治疗头痛、牙痛、颊肿等症。

## 率谷 艾灸治头痛

*率，统率；谷，山谷。穴在耳上，为以"谷"命名诸穴的最高者，如诸谷的统帅。*

【主　治】平肝熄风，疏经活络。主治头痛、眩晕、小儿惊风、胃寒、呕吐。

【部　位】在头部，耳尖直上入发际1.5寸。

【快速取穴】角孙（见186页）直上2横指处。

【特效按摩】头痛时，依头痛的程度，每天用清艾条悬灸率谷3~5次，每次15分钟；或由前向后推抹率谷50~100次，可止偏头痛。

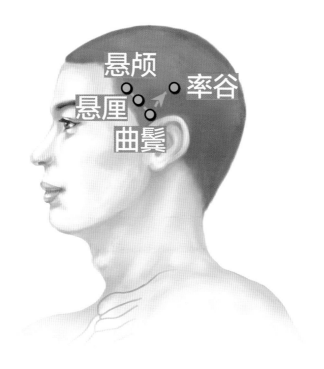

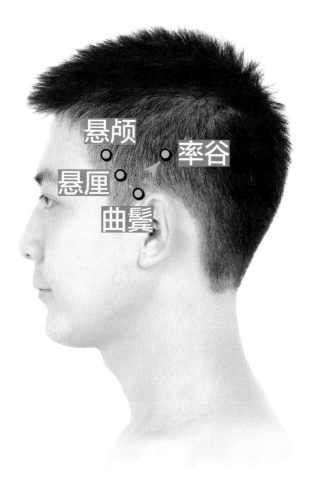

左侧栏（竖排）：手太阴肺经　手阳明大肠经　足阳明胃经　足太阴脾经　手少阴心经　手太阳小肠经　足太阳膀胱经　足少阴肾经　手厥阴心包经　手少阳三焦经　**足少阳胆经**　足厥阴肝经　任脉　督脉　经外奇穴

## 天冲　牙龈肿痛找天冲

天，天空；冲，冲出。天，指头部，穴在其两侧，胆经气血在本穴冲向巅顶。

【主　　治】祛风定惊，清热消肿，益气补阳。主治头痛、眩晕、癫痫、呕吐、牙龈肿痛。

【部　　位】在头部，耳根后缘直上，入发际2寸。

【快速取穴】耳根后缘，直上入发际3横指处即是。

【特效按摩】头痛、牙龈肿痛时，可用中指指腹轻轻按摩天冲，很快就能止痛，效果非常好。

## 浮白　专治头发白

浮，浮浅；白，光明。穴位于体表浮浅部位，有清头明目之功。

【主　　治】理气散结，散风止痛。主治头痛、发白、颈项强痛、胸痛、打嗝、耳聋。

【部　　位】在头部，耳后乳突的后上方，天冲与完骨弧形连线（其弧度与鬓发弧度相应）的上1/3与下2/3交点处。

【快速取穴】先找到天冲（见本页）和完骨（见本页），二者弧形连线上1/3处即是。

【特效按摩】用中指指腹每天早晚各揉按浮白1~3分钟，可治经常熬夜不睡觉或者经常失眠而引起的头发白。

## 头窍阴　耳鸣耳聋不担忧

头，头部；窍，空窍；阴，阴阳之阴。肝肾属阴，开窍于耳目。穴在头部，可治疗耳目之疾。

【主　　治】平肝镇痛，开窍聪耳。主治头痛、眩晕、耳鸣、耳聋、牙痛、口苦。

【部　　位】在头部，当天冲与完骨的弧形连线（其弧度与耳郭弧度相应）的上2/3与下1/3交点处。

【快速取穴】先找到天冲（见本页）和完骨（见本页），二者弧形连线下1/3处即是。

【特效按摩】每天早晚各揉按头窍阴1次，每次1~3分钟，可改善和治疗耳鸣、耳聋等耳部疾病。

## 完骨　常按可改善贫血

完骨，即颞骨乳突。穴在耳后颞骨乳突下缘。

【主　　治】通络宁神，祛风清热。主治头痛、眩晕、耳鸣、耳聋、失眠、失语症。

【部　　位】在头部，耳后乳突的后下方凹陷中。

【快速取穴】耳后明显突起，其下方凹陷处即是。

【特效按摩】每天用拇指指腹揉按完骨1~3分钟，对五官疾病具有明显的治疗效果。

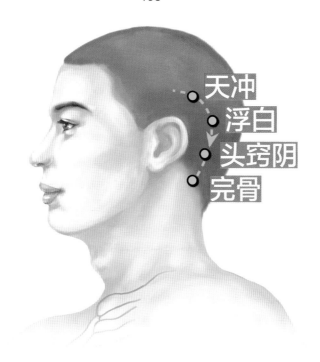

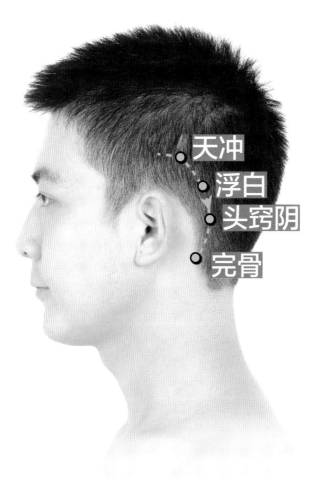

## 本神 ▶ 头痛、目眩就按它

本，根本；神，神志。穴在前发际神庭（见241页）旁。内为脑之所在；脑为元神之府，主神志，为人之根本。

**【主　治】** 祛风定惊，安神止痛。主治头痛、眩晕、颈项强直、中风、小儿惊风。

**【部　位】** 前发际上0.5寸，头正中线旁开3寸。

**【快速取穴】** 正坐，从外眼角直上入发际半横指，按压有酸痛感处即是。

**【特效按摩】** 每天早晚各按摩本神1次，每次1~3分钟，可有效治疗头痛、目眩等疾病。

## 阳白 ▶ 淡化抬头纹

阳，阴阳之阳；白，光明。头为阳，穴在头面部，有明目之功。

**【主　治】** 清头明目，祛风泻热。主治头痛、颈项强直、角膜痒痛、近视、面瘫。

**【部　位】** 在头部，眉上1寸，瞳孔直上。

**【快速取穴】** 正坐，眼向前平视，自眉中直上1横指处即是。

**【特效按摩】** 将中指指腹置于阳白上，垂直揉按1~3分钟，能有效治疗眼疾。

## 头临泣 ▶ 头痛鼻塞及时了

头，头部；临，调治；泣，流泪。穴在头部，可调治迎风流泪等病。

**【主　治】** 聪耳明目，安神定志。主治头痛、目眩、目赤肿痛、耳鸣、耳聋。

**【部　位】** 在头部，前发际上0.5寸，瞳孔直上。

**【快速取穴】** 正坐，眼向前平视，自眉中直上半横指处即是。

**【特效按摩】** 每天早晚各揉按头临泣1~3分钟，可改善和治疗头痛、目痛、鼻塞、鼻窦炎等疾病。

## 目窗 ▶ 擦亮你的眼睛

目，眼睛；窗，窗户。穴在眼的上方，善治眼疾，犹如眼目之窗。

**【主　治】** 明目开窍，祛风定惊。主治头痛、头晕、小儿惊风、白内障、近视。

**【部　位】** 在头部，前发际上1.5寸，瞳孔直上。

**【快速取穴】** 正坐，眼向前平视，自眉中直上，前发际直上2横指处即是。

**【特效按摩】** 将中指指腹置于目窗上垂直揉按，每天早晚各1次，每次1~3分钟，可有效治疗目痛、目眩、近视、远视等眼疾。

手太阴肺经　手阳明大肠经　足阳明胃经　足太阴脾经　手少阴心经　手太阳小肠经　足太阳膀胱经　足少阴肾经　手厥阴心包经　手少阳三焦经　足少阳胆经　足厥阴肝经　任脉　督脉　经外奇穴

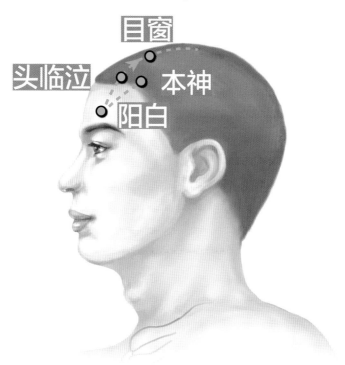

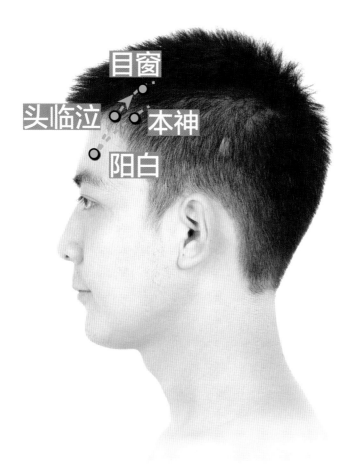

## 正营　专治头痛头晕

正，正当；营，同"荣"。正营，惶恐不安的意思。本穴主治惶恐不安等神志病。

【主　　治】平肝明目，疏风止痛。主治头痛、头晕、目痛、眩晕、呕吐、惶恐不安。

【部　　位】在头部，前发际上2.5寸，瞳孔直上。

【快速取穴】取前发际到百会（见240页）的中点作一水平线，再找到目窗（见196页）作一垂直线，两线交点处即是。

【特效按摩】头痛头晕时，用手指指腹掐揉正营，可快速缓解。

## 承灵　面部痉挛按按它

承，承受；灵，神灵。脑主神灵，故脑上顶骨又称天灵骨，穴就在其外下方。

【主　　治】通利官窍，散风清热。主治头痛、眩晕、目痛、风寒、鼻塞、鼻出血。

【部　　位】在头部，前发际上4寸，瞳孔直上。

【快速取穴】先找到百会（见240页），向前1横指作一水平线，再找到目窗（见196页）作一垂直线，两线交点处即是。

【特效按摩】经常用中指指腹按压承灵，每次1~3分钟，对面部痉挛有良好的调理作用。

## 脑空　后脑疼痛不要怕

脑，脑髓；空，空窍。穴在枕骨外侧，内通脑窍，主治脑病。

【主　　治】散风清热，醒脑宁神。主治头痛、耳聋、癫痫、眩晕、身热、颈强、惊悸。

【部　　位】横平枕外隆凸的上缘，风池直上。

【快速取穴】在后脑勺摸到隆起的最高骨，上缘外约3横指凹陷处即是。

【特效按摩】用双手拇指指腹揉按脑空，每次不少于30下，对头痛、耳聋等症有明显疗效。

## 风池　疏风散寒治感冒

风，风邪；池，池塘。穴在枕骨下，局部凹陷如池，乃祛风之要穴。

【主　　治】平肝熄风，祛风散毒。主治外感发热、头痛、眩晕、荨麻疹、黄褐斑、小儿脊柱侧弯、高血压。

【部　　位】在项后，枕骨之下，胸锁乳突肌上端与斜方肌上端之间的凹陷中。

【快速取穴】正坐，后头骨下两条大筋外缘陷窝中，与耳垂齐平处即是。

【特效按摩】以双手拇指指腹由下往上揉按风池，以有酸胀感为宜。每次按压不少于30下，可治各种头痛。

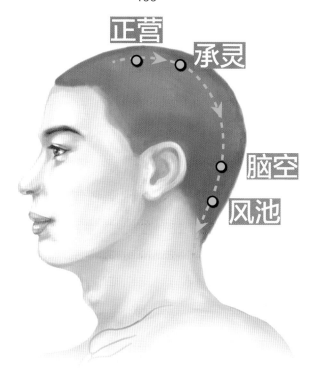

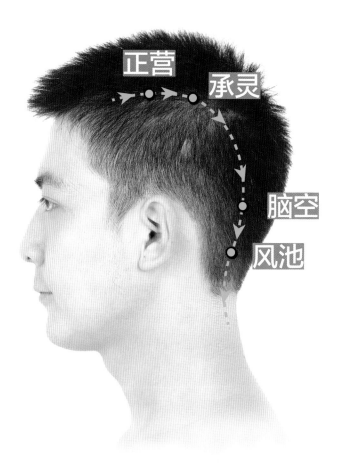

## 肩井 治疗落枕与肩痛

肩，肩部；井，水井。穴在肩上，局部凹陷如井。

【主　　治】祛风清热，活络消肿。主治肩臂疼痛、落枕、颈椎病、肩周炎、抑郁症、乳房胀痛、小儿脊柱侧弯、更年期综合征。

【部　　位】在肩胛区，第7颈椎棘突与肩峰最外侧点连线的中点。

【快速取穴】先找到大椎（见238页），再找到锁骨肩峰端，二者连线中点即是。

【特效按摩】按摩肩井，可缓解落枕和肩酸背痛等症；拿捏肩井，可发汗解表治感冒。

## 渊腋 腋窝汗多不用愁

渊，深潭；腋，腋部。穴在腋下。

【主　　治】理气宽胸，消肿止痛。主治胸满、胁痛、腋下汗多、腋下肿、臂痛不举。

【部　　位】在胸外侧，第4肋间隙中，在腋中线上。

【快速取穴】正坐举臂，从腋横纹水平沿腋中线直下4横指处即是。

【特效按摩】用食指或中指点按渊腋，每次3~5分钟，对治疗腋下汗多特别有效。

## 辄筋 养肝护肝好帮手

辄，车耳，马车的护轮板；筋，筋肉。两侧胁肋肌肉隆起，形如车耳，穴在其处。

【主　　治】降逆平喘，理气止痛。主治咳嗽、气喘、呕吐、肋间神经痛。

【部　　位】在胸外侧，第4肋间隙中，腋中线前1寸。

【快速取穴】正坐举臂，从渊腋（见本页）向前下量1横指处即是。

【特效按摩】每天用食指指腹揉按辄筋1~3分钟，可有效治疗气喘、胸胁痛、呕吐等疾病。

## 日月 主治胆疾

日，太阳；月，月亮。日为阳，指胆；月为阴，指肝。此为治肝胆疾病的要穴。

【主　　治】利胆疏肝，降逆和胃。主治肋间神经痛、肝炎、抑郁症、口苦、胆囊炎。

【部　　位】在胸部，第7肋间隙，前正中线旁开4寸。

【快速取穴】正坐或仰卧，自乳头垂直向下推3个肋间隙，按压有酸胀感处即是。

【特效按摩】日月以治疗胆囊炎、胆结石、胆绞痛等胆本身疾病为主。稍用力指压，效果较好。

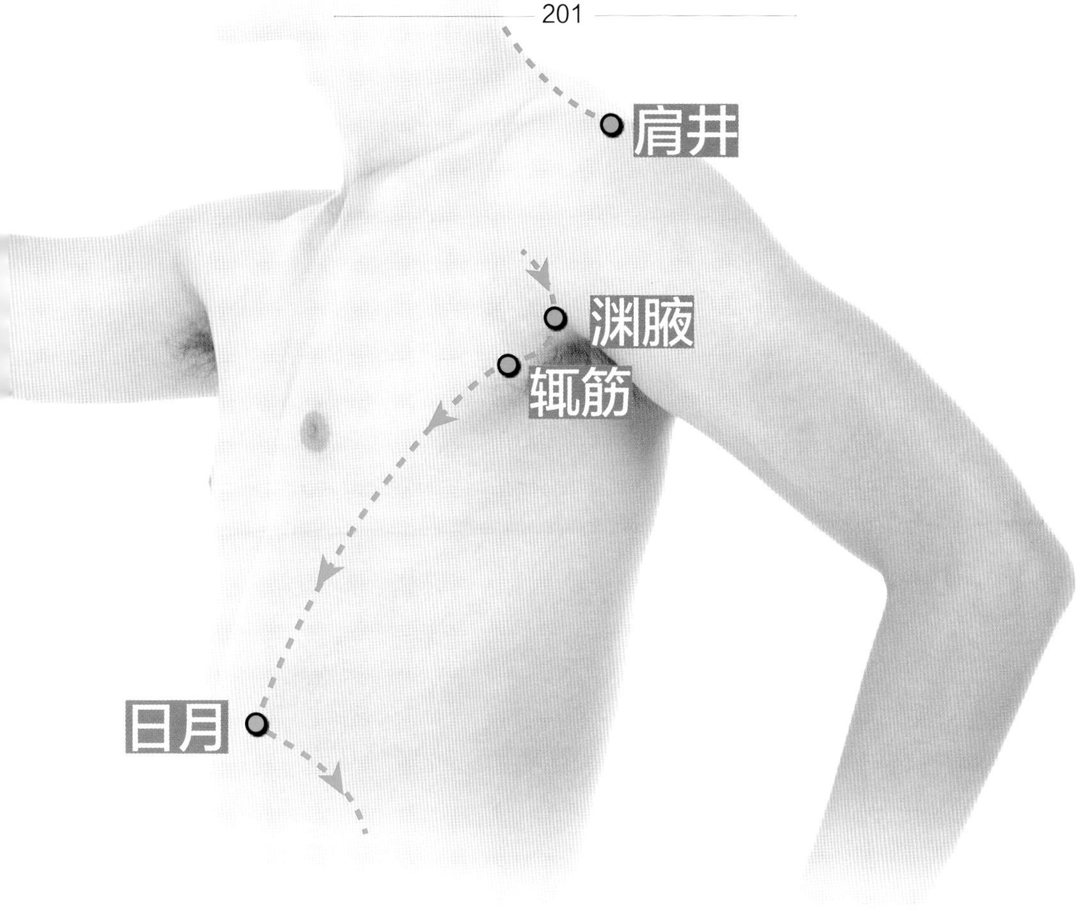

肩井

渊腋

辄筋

日月

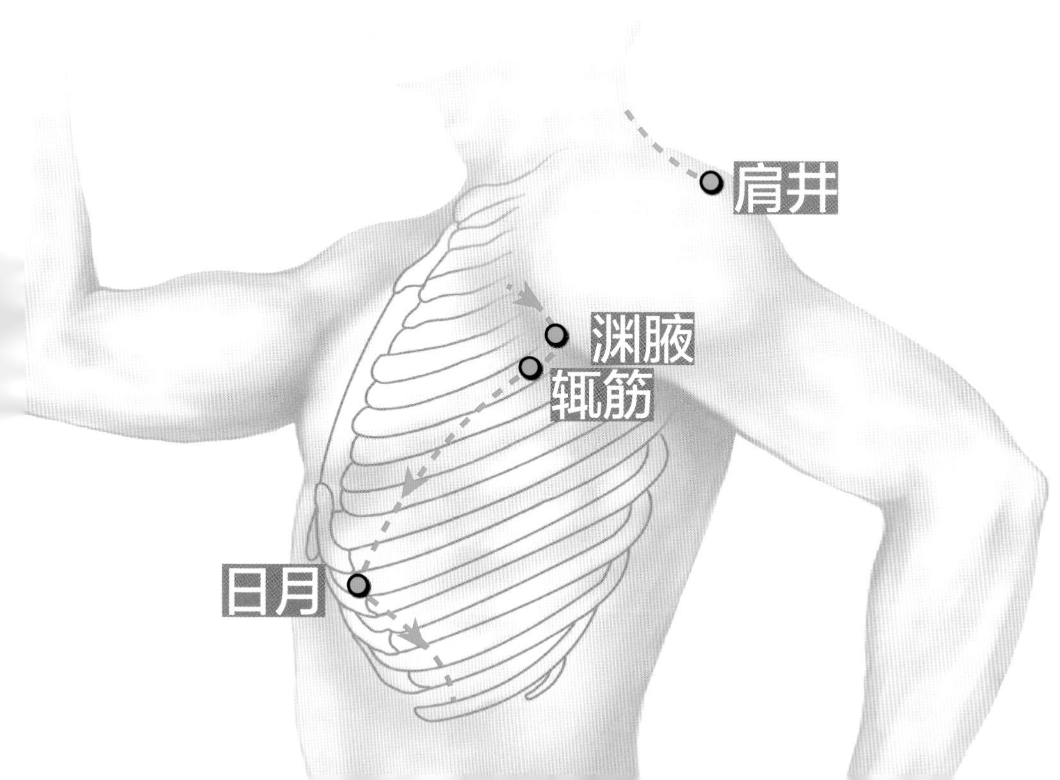

肩井

渊腋

辄筋

日月

## 京门 补肾大穴

京，同"原"字；门，门户。此为肾之募穴。穴之所在为肾气出入的门户。

【主　治】补肾通淋，健脾温阳。主治胁肋痛、腹胀、腹泻、腰痛、尿黄、肾炎。
【部　位】在上腹部，第12肋骨游离端下际。
【快速取穴】章门（见218页）后2横指处即是。
【特效按摩】用拇指指腹按揉京门，对腹胀、腹泻、肠鸣等胃肠疾病有良好疗效。

## 带脉 调经止滞效果好

带，腰带；脉，经脉。穴属胆经，交会在带脉之上。

【主　治】健脾利湿，调经止带。主治月经不调、赤白带下、闭经、痛经、不孕。
【部　位】在侧腹部，第11肋骨游离端垂线与脐水平线的交点上。
【快速取穴】腋中线与肚脐水平线相交处即是。
【特效按摩】月经不调、白带异常者可在每天早上起床后，手握空拳，敲击带脉100次。

## 五枢 妇科疾病患者的福音

五，五个；枢，枢纽。五为中数，少阳主枢；意指穴在人身体中部的枢要之处。

【主　治】调经止带，调理下焦。主治月经不调、子宫内膜炎、痛经。
【部　位】在下腹部，横平脐下3寸，髂前上棘内侧。
【快速取穴】从肚脐向下4横指处作水平线，与髂前上棘相交处即是。
【特效按摩】常按揉五枢，可治痛经、带下、月经不调等妇科病症。

## 维道 消除四肢浮肿

维，维系；道，通道。本穴为胆经与带脉之会，带脉维系诸经。

【主　治】调理冲任，利水止痛。主治四肢浮肿、盆腔炎、附件炎、子宫脱垂。
【部　位】在下腹部，髂前上棘内下0.5寸。
【快速取穴】先找到五枢（见本页），其前下半横指处即是。
【特效按摩】以两手拇指自上向下摩动维道，每次左右各按摩1~3分钟，以减轻腰背疼痛、腰肌劳损、下肢瘫痪、膝关节炎等慢性病带来的不适。

手太阴肺经　手阳明大肠经　足阳明胃经　足太阴脾经　手少阴心经　手太阳小肠经　足太阳膀胱经　足少阴肾经　手厥阴心包经　手少阳三焦经　足少阳胆经　足厥阴肝经　任脉　督脉　经外奇穴

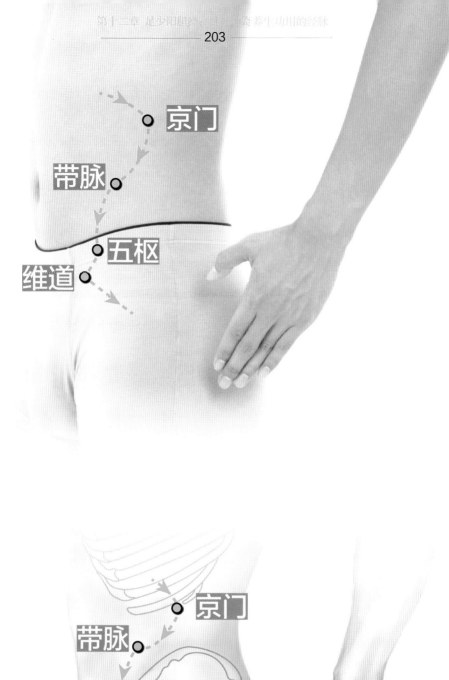

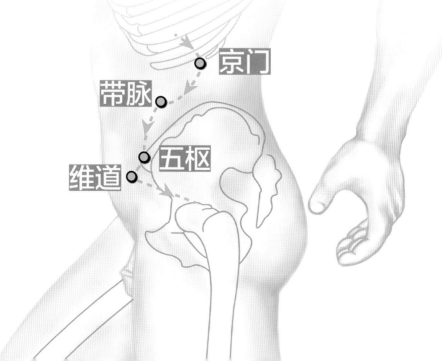

## 居髎 针对腰腿疾病

居，居处；髎，近骨之凹陷处。穴居髋骨上凹陷处。

【主　　治】舒筋活络，益肾强腰。主治腰腿痹痛、月经不调、白带过多。

【部　　位】在臀区，髂前上棘与股骨大转子最凸点连线的中点处。

【快速取穴】髂前上棘是侧腹隆起的骨性标志，股骨大转子是髋部最隆起处，二者连线中点即是。

【特效按摩】两手拇指自上向下摩动居髎，每次左右各按摩1~3分钟，可治腰腿痹痛、瘫痪等症。

## 环跳 腰痛腿疼先按它

环，环曲；跳，跳跃。穴在髀枢中，髀枢为环曲跳跃的枢纽。

【主　　治】祛风化湿，强健腰膝。主治腰胯疼痛、腰痛、下肢痿痹、坐骨神经痛。

【部　　位】在臀区，股骨大转子最凸点与骶管裂孔连线上的外1/3与内2/3交点处。

【快速取穴】侧卧上腿弯曲，拇指横纹按在股骨大转头上，拇指指向脊柱，指尖所在凹陷处即是。

【特效按摩】常用拇指指端用力揉按环跳，每次1~3分钟，可防治下肢痿痹、膝关节痛等下肢疾病。

## 风市 常按常揉远中风

风，风邪；市，集市。集市有集散之意，此为疏散风邪之要穴。

【主　　治】祛风化湿，通经活络。主治眩晕、中风、半身不遂、下肢痿痹、神经性皮炎、皮肤瘙痒、脂溢性皮炎、荨麻疹。

【部　　位】在大腿外侧中线上，当腘下横纹与腘横纹之间中点处。

【快速取穴】直立垂手，手掌并拢伸直，中指指尖处即是。

【特效按摩】以中指指腹垂直下压风市，以有酸、胀、麻感为宜，每次左右各按3~5分钟，先左后右，可治中风、半身不遂、下肢麻痹等症。

## 中渎 常按消除胆囊结石

中，中间；渎，小的沟渠。穴在股外侧两筋之间，如在沟渎之中。

【主　　治】祛风散寒，疏通经络。主治胆结石、下肢痿痹、半身不遂、坐骨神经痛。

【部　　位】在股部，腘横纹上5寸，髂胫束后缘。

【快速取穴】先找到风市（见本页），直下量3横指处即是。

【特效按摩】胆囊有问题的人，按该穴肯定很痛，每天坚持敲打对胆囊有保健和调理作用。

手太阴肺经　手阳明大肠经　足阳明胃经　足太阴脾经　手少阴心经　手太阳小肠经　足太阳膀胱经　足少阴肾经　手厥阴心包经　手少阳三焦经　足少阳胆经　足厥阴肝经　任脉　督脉　经外奇穴

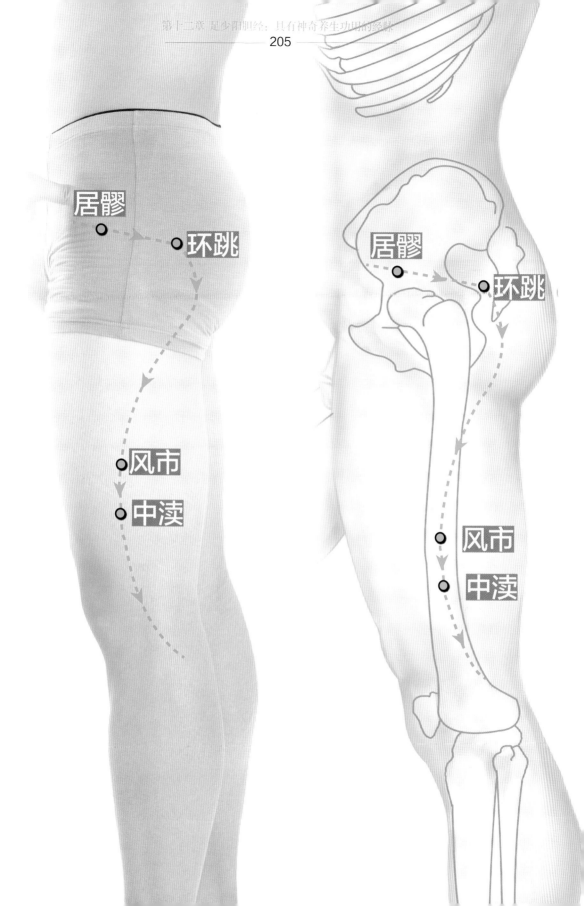

## 膝阳关 治疗膝盖痛有特效

膝，膝部；阳，阴阳之阳；关，机关。外为阳。穴在膝关节外侧。

【主　　治】疏利关节，祛风化湿。主治膝关节肿痛、腘筋挛急、小腿麻木。

【部　　位】在膝部，股骨外上髁后上缘，股二头肌腱与髂胫束之间的凹陷中。

【快速取穴】屈膝90°，膝上外侧有一高骨，其上方有一凹陷处即是。或阳陵泉（见本页）直上4横指处。

【特效按摩】用中指指腹揉按膝阳关，有胀痛的感觉，可改善和治疗膝关节肿痛、挛急及小腿麻木等下肢疾病。

## 阳陵泉 快速止抽筋

阳，阴阳之阳；陵，丘陵；泉，水泉。外为阳，膝外侧腓骨小头隆起如陵，穴在其下陷中，犹如水泉。

【主　　治】利胆舒肝，强健腰膝。主治耳鸣、耳聋、口苦、坐骨神经痛、腿抽筋、甲状腺肿大、脂溢性皮炎、白癜风、乳房胀痛、胆囊炎。

【部　　位】在小腿外侧，腓骨头前下方凹陷中。

【快速取穴】屈膝90°，膝关节外下方，腓骨小头前下方凹陷处即是。

【特效按摩】按摩阳陵泉，能增加胆囊的运动和排空能力，减轻胆囊内压力，缓解胆囊炎等症。

## 阳交 急性疼痛找阳交

阳，阴阳之阳；交，交会。外为阳，穴在小腿外侧，与膀胱经交会。

【主　　治】疏肝理气，安神定志。主治膝痛、足胫痿痹、面部浮肿、坐骨神经痛。

【部　　位】在小腿外侧，外踝尖上7寸，腓骨后缘。

【快速取穴】腘横纹头与外踝尖连线上，中点向下1横指，腓骨后缘处即是。

【特效按摩】用拇指指腹揉按阳交，每次1~3分钟，可治突发头痛、乳腺痛、坐骨神经痛等症。

## 外丘 止痛能手

外，内外之外；丘，丘陵。穴在外踝上方，局部肌肉隆起如丘。

【主　　治】舒肝理气，通络安神。主治癫疾呕沫、腹痛、脚气、小腿抽筋。

【部　　位】在小腿外侧，外踝尖上7寸，腓骨前缘。

【快速取穴】腘横纹头与外踝尖连线中点向下1横指，腓骨前缘处即是。

【特效按摩】按揉外丘最好采取指压带揉动的方式，每次约3分钟。可缓解急性胆囊疼痛、头痛等症。

手太阴肺经　手阳明大肠经　足阳明胃经　足太阴脾经　手少阴心经　手太阳小肠经　足太阳膀胱经　足少阴肾经　手厥阴心包经　手少阳三焦经　足少阳胆经　足厥阴肝经　任脉　督脉　经外奇穴

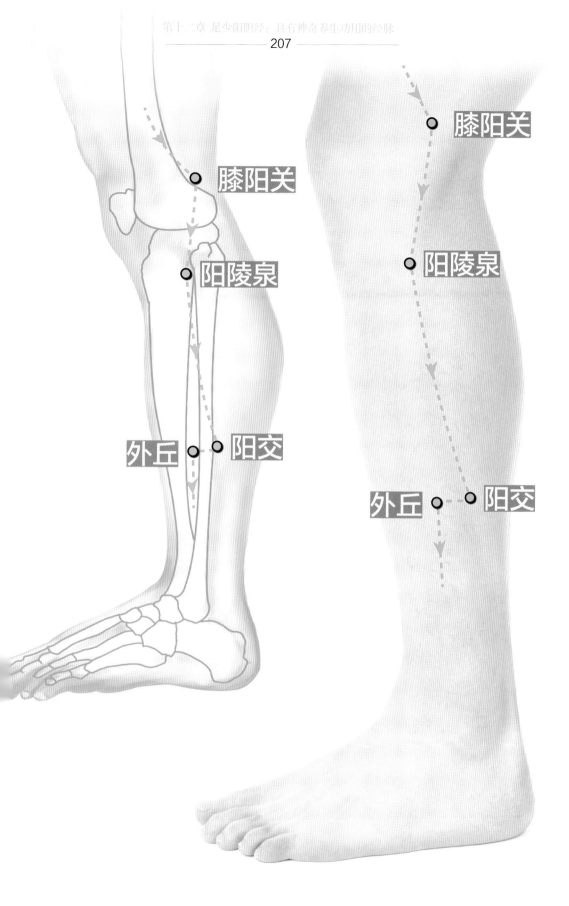

膝阳关

阳陵泉

外丘 阳交

膝阳关

阳陵泉

外丘 阳交

手太阴肺经  手阳明大肠经  足阳明胃经  足太阴脾经  手少阴心经  手太阳小肠经  足太阳膀胱经  足少阴肾经  手厥阴心包经  手少阳三焦经  **足少阳胆经**  足厥阴肝经  任脉  督脉  经外奇穴

## 光明　除目赤，助视力

光明，即明亮的意思。为胆经络穴，主治眼病，使之重见光明。

【主　　治】舒肝明目，活络消肿。主治目赤肿痛、视物不明、偏头痛、精神病。

【部　　位】在小腿外侧，外踝尖上5寸，腓骨前缘。

【快速取穴】先找到外丘（见206页），沿腓骨前缘向下3横指处即是。

【特效按摩】用中指指腹垂直按压光明，每日早晚各揉按1次，每次1~3分钟，可治近视眼、老年白内障、青光眼、视神经疾病等症。

## 阳辅　熬夜头晕就按它

阳，阴阳之阳；辅，辅助。外为阳，辅，指辅骨，即腓骨。穴在小腿外侧腓骨前。

【主　　治】清热散风，疏通经络。主治胸胁痛、下肢外侧痛、膝下浮肿。

【部　　位】在小腿外侧，外踝尖上4寸，腓骨前缘。

【快速取穴】腘横纹头与外踝尖连线的下1/4，腓骨前缘。

【特效按摩】用拇指指腹，用力上下推动阳辅穴1~2分钟，每5分钟按摩1次，共按摩4~5次，可治疗熬夜出现的头晕、口苦等症状。

## 悬钟　降血压效果好

悬，悬挂；钟，钟铃。穴当外踝上，是古时小儿悬挂脚铃处。别名绝骨。

【主　　治】舒肝益肾，平肝熄风。主治颈项僵硬、半身不遂、头晕、耳鸣、高血压。

【部　　位】在小腿外侧，外踝尖上3寸，腓骨前缘。

【快速取穴】外踝尖直上4横指处，腓骨前缘处即是。

【特效按摩】每天睡前艾灸悬钟1次，每次8分钟，可治疗高血压病人低压值偏高；经常按揉此穴，可强健筋骨，补髓充脑。

## 丘墟　清醒头脑

丘，小土堆；墟，大土堆。本穴在外踝（如墟）与跟骨滑车突（如丘）之间。

【主　　治】健脾利湿，泻热退黄，舒筋活络。主治胸胁痛、髋关节疼痛、下肢酸痛。

【部　　位】在踝部，外踝的前下方，趾长伸肌腱的外侧凹陷中。

【快速取穴】脚掌用力背伸，足背可见明显趾长伸肌腱，其外侧、足外踝前下方凹陷处即是。

【特效按摩】用拇指指腹按压丘墟，每天早上按揉200次。对目赤肿痛、颈项痛、胸胁痛等疾病有良好的治疗效果。

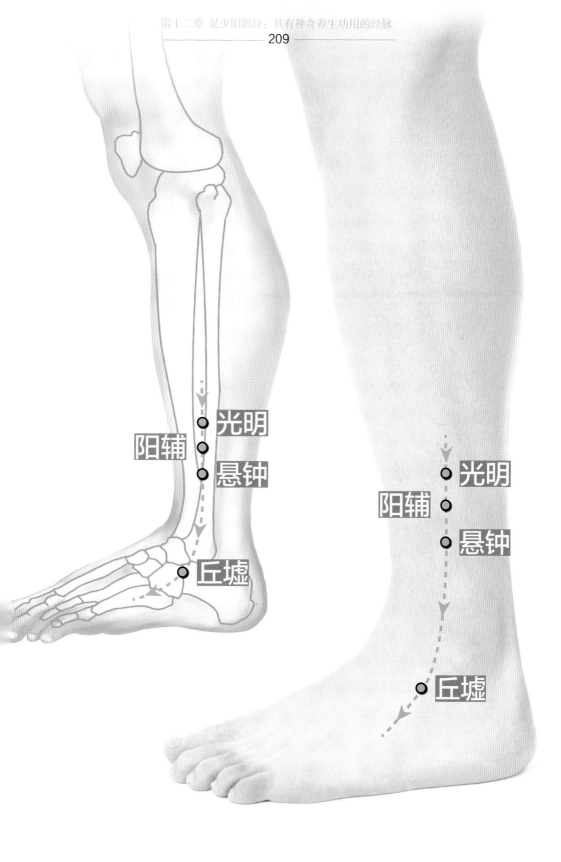

光明

阳辅

悬钟

丘墟

光明

阳辅

悬钟

丘墟

## 足临泣　呵护女性乳房

足，足部；临，调治；泣，流泪。穴在足部，可调治迎风流泪等眼疾。

【主　　治】舒肝熄风，化痰消肿。主治头痛、目赤肿痛、牙痛、乳痈、胁肋痛、白带过多。

【部　　位】在足背，第4、第5跖骨底结合部的前方，第5趾长伸肌腱外侧凹陷中。

【快速取穴】坐位，小趾向上翘起，小趾长伸肌腱外侧凹陷中，按压有酸胀感处即是。

【特效按摩】用拇指指腹揉按足临泣，以有酸胀、微痛的感觉为宜，可治疗女性乳房疾病，如乳腺炎、乳腺增生等。

## 地五会　足趾麻木不适就找它

地，土地；五，五个；会，会合。地在下，指足部。足部胆经穴有五，本穴居其中。

【主　　治】舒肝消肿，通经活络。主治头痛、目眩、目赤肿痛、腋部肿痛、耳聋。

【部　　位】第4、第5跖骨间，第4跖趾关节近端凹陷中。

【快速取穴】小趾向上翘起，小趾长伸肌腱内侧缘处。

【特效按摩】经常用拇指指腹按揉地五会，对足趾麻木等不适有很好的调理作用。

## 侠溪　头痛目眩按一按

侠，通"夹"字；溪，沟溪。穴在第4、第5趾的夹缝间，局部犹如沟溪。

【主　　治】平肝熄风，消肿止痛。主治头痛、耳鸣、贫血、肋间神经痛、高血压。

【部　　位】第4、第5趾间，趾蹼缘后方赤白肉际处。

【快速取穴】坐位，在足背部第4、第5趾之间连接处的缝纹头处即是。

【特效按摩】头痛目眩、耳鸣时，可按揉侠溪来缓冲。

## 足窍阴　点刺可治头痛牙痛

足，足部；窍，孔窍；阴，阴阳之阴。肾肝属阴，开窍于耳目。穴在足部，治疗耳目之疾。

【主　　治】疏肝解郁，通经活络。主治偏头痛、目赤肿痛、耳鸣、耳聋、胸胁痛。

【部　　位】第4趾末节外侧，趾甲根角侧后方0.1寸。

【快速取穴】坐位，第4趾趾甲外侧缘与下缘各作一垂线，其交点处即是。

【特效按摩】头痛和牙痛时，用5根牙签捆在一起点刺足窍阴，每次100下。

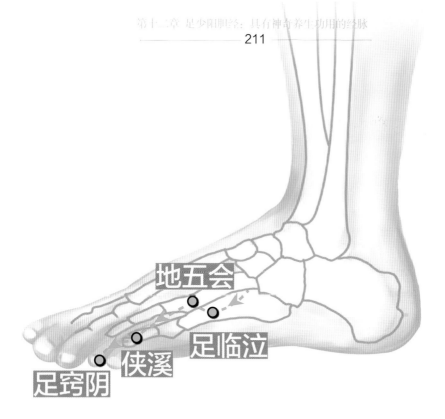

地五会

足临泣

侠溪

足窍阴

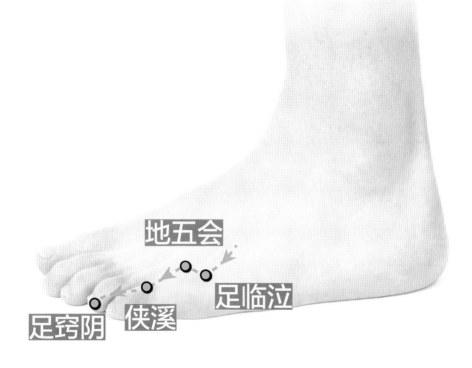

地五会

足临泣

侠溪

足窍阴

# 第十三章

# 足厥阴肝经：修身养性的关键

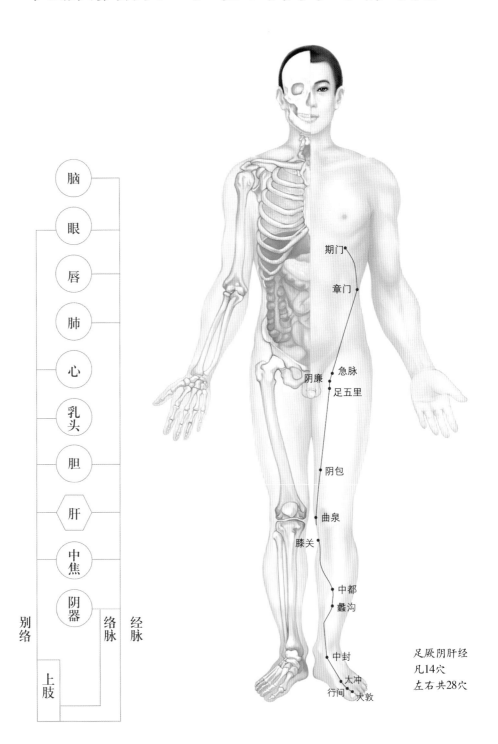

脑
眼
唇
肺
心
乳头
胆
肝
中焦
阴器

别络　络脉　经脉

上肢

期门
章门
急脉
阴廉
足五里
阴包
曲泉
膝关
中都
蠡沟
中封
太冲
行间　大敦

足厥阴肝经
凡14穴
左右共28穴

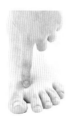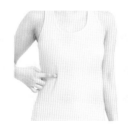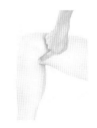

# 保养肝经的最佳方法和时间

肝经从胸部期门穴至足部大敦穴，左右共28个穴位。夜晚应保持静卧休息，不必刺激肝经上的穴位。另外，心情不畅时，可用拔罐的方法刺激期门和胆经的日月，可保养肝经。

中医理论认为"肝藏血"、"人卧则血归于肝"。丑时（1:00~3:00）保持熟睡是对肝最好的关怀。如果丑时不能入睡，肝脏还在输出能量支持人的思维和行动，就无法完成新陈代谢。

---
**禁忌**
---

熬夜对肝经的伤害很大，丑时前未能入睡者，面色青灰，情志怠慢而躁，易生肝病，脸色晦暗易长斑。

# 肝经上潜伏的疾病

肝经和肝、胆、胃、肺、膈、眼、头、咽喉都有联系，虽然循行路线不长，穴位不多，但作用一点也不小。肝经有病就会出现以下问题：

经络症：口苦口干、头目眩晕（高血压）、头顶重坠、眼睛干涩、胸胁胀痛、肋间神经痛、小腹胀痛及经脉所过部位的疾病。

脏腑症：胸胁苦满、情志抑郁、脂肪肝、月经不调、乳腺增生、子宫肌瘤、前列腺肥大、疝气等。

亢进热证时症状：头痛、肤黄、腰痛、小便困难疼痛、经痛、易怒、兴奋易冲动。

衰弱寒证时症状：眩晕、面色白、性冷淡、大腿与骨盆疼痛、下肢无力、易倦、视力模糊、易惊恐。

# 肝经腧穴

## 大敦 快速止血的能手

大，大小之大；敦，敦厚。大，指大趾。穴在大趾外侧，肌肉敦厚。

【主　治】回阳救逆，调经通淋。主治闭经、崩漏、遗尿、月经过多、睾丸炎。

【部　位】在足趾，大趾末节外侧，趾甲根角侧后方0.1寸（指寸）。

【快速取穴】坐位，大趾趾甲外侧缘与下缘各作一垂线，其交点处即是。

【特效按摩】经常用手指点按大敦，可缓解出血症。

## 行间 改善目赤与头痛

行，运行；间，中间。穴在第1、第2跖趾关节的前方陷中，经气运行其间。

【主　治】清肝泻热，凉血安神，熄风活络。主治目赤、头痛、高血压、阳痿、痛经、甲状腺肿大。

【部　位】在足背，第1、第2趾间，趾蹼缘后方赤白肉际处。

【快速取穴】坐位，在足背部第1、第2两趾之间连接处的缝纹头处即是。

【特效按摩】一边用中指指腹强压行间，一边吐气，有轻微疼痛感，重复按压2~3分钟，可缓解头痛、耳鸣耳聋、失眠。

## 太冲 清肝火，消怒气

太，大；冲，重要部位，穴在足背，脉气盛大。为肝经要穴。

【主　治】平肝泻热，舒肝养血，清利下焦。失眠、头痛、腰痛、全身胀痛、甲状腺肿大、肝炎、闭经、胆囊炎、胆结石。

【部　位】在足背，当第1、第2跖骨间，跖骨底结合部前方凹陷中。

【快速取穴】足背，沿第1、第2趾间横纹向足背上推，感觉到有一凹陷处即是。

【特效按摩】按揉太冲，对除焦虑有特效。

## 中封 保养精血之要穴

中，中间；封，聚土成堆，穴在两踝之间，如土堆之中。

【主　治】清泻肝胆，通利下焦，舒筋通络。主治内踝肿痛、足冷、小腹痛、嗌干、肝炎。

【部　位】在内踝前，胫骨前肌腱的内侧缘凹陷处。

【快速取穴】坐位，拇趾上翘，足背可见一人筋，其内侧、足内踝前下方凹陷处即是。

【特效按摩】用拇指指端用力按中封，每次3分钟，以有酸胀感为宜，可调理男性肾虚。

手太阴肺经　手阳明大肠经　足阳明胃经　足太阴脾经　手少阴心经　手太阳小肠经　足太阳膀胱经　足少阴肾经　手厥阴心包经　手少阳三焦经　足少阳胆经　足厥阴肝经　任脉　督脉　经外奇穴

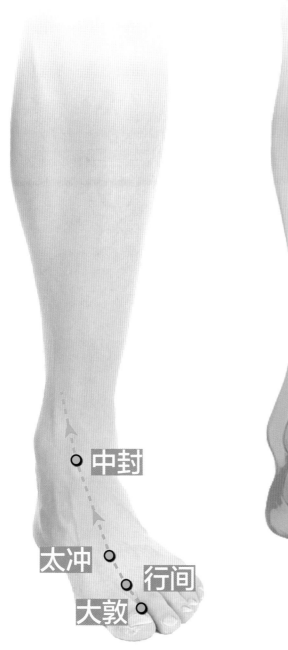

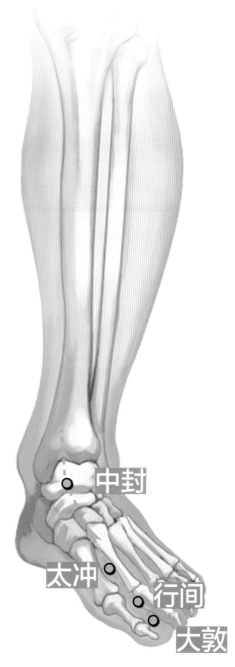

## 蠡沟  治疗瘙痒有奇效

蠡,贝壳;沟,水沟。腓肠肌外形酷似贝壳,穴在其前方沟中。

【主　治】疏肝理气,调经止带。主治疝气、遗尿、阴痛阴痒、月经不调、崩漏。
【部　位】在小腿内侧,内踝尖上5寸,胫骨内侧面的中央。
【快速取穴】坐位,内踝尖垂直向上量7横指,胫骨内侧凹陷处即是。
【特效按摩】多揉蠡沟可治阴囊湿疹、阴道瘙痒等湿热病。

## 中都  急性疼痛揉中都

中,中间;都,会聚。穴在小腿内侧中间,为肝经之气深聚之处。

【主　治】疏肝理气,调经止血。主治疝气、痢疾、小腹痛、遗精、崩漏。
【部　位】在小腿内侧,内踝尖上7寸,胫骨内侧面的中央。
【快速取穴】坐位,内踝尖与阴陵泉(见88页)连线之中点上半横指处即是。
【特效按摩】用中指指腹揉中都,可缓解急性肋骨痛、急性肝区痛、急性眼睛胀痛。

## 膝关  膝关节疼痛就揉它

膝,膝部;关,关节。穴在膝关节附近。

【主　治】散风祛湿,疏通关节。主治膝髌肿痛、膝关节痛、下肢痿痹。
【部　位】在膝部,胫骨内侧髁的下方,阴陵泉后1寸。
【快速取穴】先找到阴陵泉(见88页),向后量1横指,可触及一凹陷处即是。
【特效按摩】用拇食二指的指腹拿捏膝关3~5分钟,可以有效缓解膝部和下肢疼痛。

## 曲泉  乳腺增生就找它

曲,弯曲;泉,水泉。穴在腘窝横纹内侧端;屈膝时局部呈凹陷如泉。

【主　治】清利湿热,通调下焦。主治月经不调、子宫脱垂、乳腺增生、阳痿。
【部　位】在膝部,腘横纹内侧端,半腱肌肌腱内缘凹陷中。
【快速取穴】膝内侧,屈膝时可见膝关节内侧面横纹端,其横纹头凹陷处即是。
【特效按摩】常用手指敲击左腿曲泉,能疏肝解郁,有效防治乳腺增生。

## 阴包  生殖泌尿它统管

阴,阴阳之阴;包,通"胞"。穴在大腿内侧,主子宫疾病。

【主　治】调经止痛,利尿通淋。主治月经不调、腰骶痛、小便难、遗尿。
【部　位】在股前区,髌底上4寸,股内肌与缝匠肌之间。
【快速取穴】大腿内侧,膝盖内侧上端的骨性标志,直上6横指处即是。
【特效按摩】用拇指指腹轻揉阴包,可增强生殖器官的功能,也可预防女性乳腺疾病。

手太阴肺经　手阳明大肠经　足阳明胃经　足太阴脾经　手少阴心经　手太阳小肠经　足太阳膀胱经　足少阴肾经　手厥阴心包经　手少阳三焦经　足少阳胆经　**足厥阴肝经**　任脉　督脉　经外奇穴

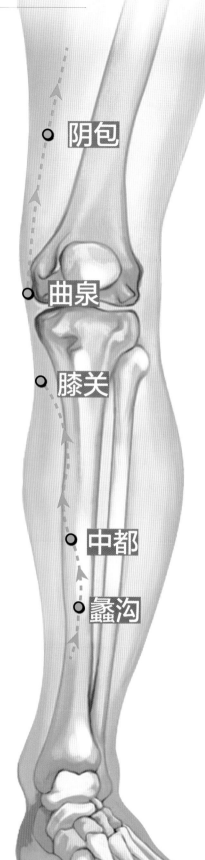

阴包

曲泉

膝关

中都

蠡沟

## 足五里 通利小便见效快

足，下肢；五，数词；里，古代有以里为寸之说。穴在下肢，约当箕门上5寸。

【主　　治】疏肝理气，清利祛热。主治腹胀、小便不通、阴囊湿痒、风痨。
【部　　位】在股前侧，气冲直下3寸，动脉搏动处。
【快速取穴】先取气冲（见72页），直下4横指处即是。
【特效按摩】按摩足五里，可缓解小便不通畅、阴部湿痒、浑身倦怠无力等症状。

## 阴廉 给女人多一点呵护

阴，阴阳之阴；廉，边缘。内为阴。穴在大腿内侧阴器的边缘。

【主　　治】调经止带，通利下焦。主治月经不调、小腹疼痛、下肢痉挛。
【部　　位】在股前侧，气冲直下2寸。
【快速取穴】先取气冲（见72页），直下3横指处即是。
【特效按摩】用中指指腹同时揉按两侧阴廉3~5分钟，可治生殖系统疾病。

## 急脉 急性腹痛就按它

急，急促；脉，脉气。肝经气血在此吸热后化为强劲的风气。

【主　　治】疏理肝胆，通调下焦。主治小腹痛、疝气、阴茎痛、股内侧部疼痛。
【部　　位】在腹股沟区，横平耻骨联合上缘，前正中线旁开2.5寸处。
【快速取穴】腹股沟动脉搏动处即是。
【特效按摩】用中指指腹轻揉左右急脉，每次1~3分钟，可改善精力减退、腰腿寒冷。

## 章门 腹胀按之效如神

章，同"障"字；门，门户。穴在季肋下，如同屏障内脏之门户。

【主　　治】疏肝健脾，理气散结。主治腹痛、腹胀、口干、口苦、呕吐、打嗝、腹泻。
【部　　位】在侧腹部，第11肋游离端的下际。
【快速取穴】正坐，屈肘合腋，肘尖所指处，按压有酸胀感处即是。
【特效按摩】腹痛、腹胀时用拇指指腹轻柔地按摩，一般持续3~5分钟，即可缓解。

## 期门 疏肝理气化瘀积

期，周期；门，门户。两侧胁肋如敞开之门户。

【主　　治】疏肝健脾，理气活血。主治乳房胀痛、肋间神经痛、肝炎、抑郁症。
【部　　位】在胸部，第6肋间隙，前正中线旁开4寸。
【快速取穴】正坐或仰卧，自乳头垂直向下推2个肋间隙，按压有酸胀感处即是。
【特效按摩】每天按揉期门2次，每次200下。可治各种妇科疾病和男科前列腺肥大。

手太阴肺经　手阳明大肠经　足阳明胃经　足太阴脾经　手少阴心经　手太阳小肠经　足太阳膀胱经　足少阴肾经　手厥阴心包经　手少阳三焦经　足少阳胆经　足厥阴肝经　任脉　督脉　经外奇穴

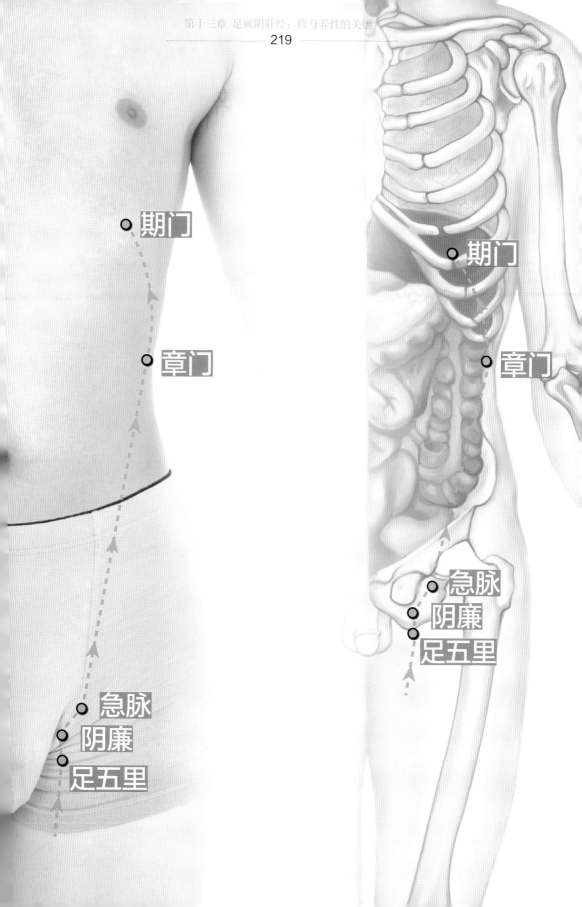

期门

章门

急脉

阴廉

足五里

期门

章门

急脉

阴廉

足五里

# 第十四章
# 任脉：掌管女性妊养的总管

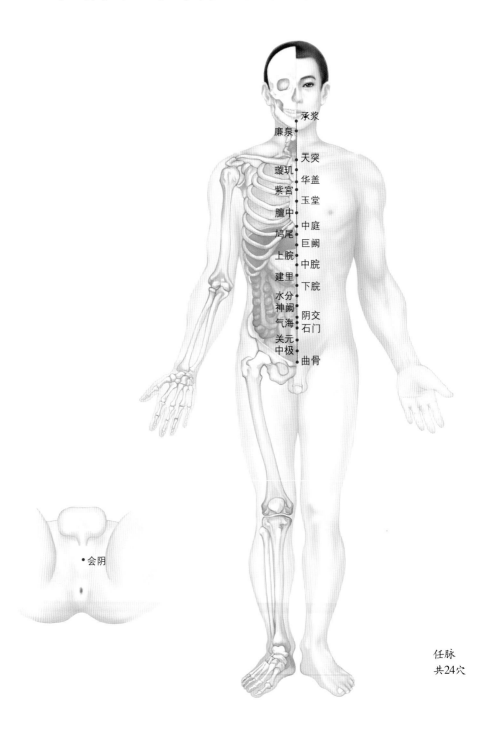

承浆
廉泉
天突
璇玑
华盖
紫宫
玉堂
膻中
中庭
鸠尾
巨阙
上脘
中脘
建里
下脘
水分
神阙
阴交
气海
石门
关元
中极
曲骨

会阴

任脉
共24穴

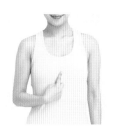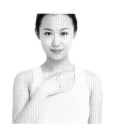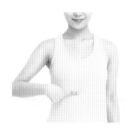

# 任脉的保养方法

　　任脉上有几个重要的穴位，重点对它们进行刺激，可以对任脉达到保养作用。选取中脘、气海、关元三个穴位，用中指指腹进行按摩，每次5分钟左右，有微微的麻胀感为佳。也可以用艾条进行温和灸，每次10~15分钟。对于女性生殖系统有良好的保健养生作用，能保养整个生殖系统，预防早衰。

　　保养任脉没有特定的时间。

# 任脉上潜伏的疾病

　　任脉失调，可出现以下疾病：

　　生殖泌尿系统疾病：月经不调、痛经、各种妇科炎症、不孕不育、白带过多、小便不利、疝气、小腹皮肤瘙痒、阴部肿痛、早泄、遗精、遗尿、前列腺疾病等。

　　上腹部消化系统及胸部呼吸系统疾病：腹胀、呕吐、打嗝、食欲不振、慢性咽炎、哮喘等。

# 任脉腧穴

## 会阴 专治男女性功能障碍

会，交会；阴，在此指下部两阴窍。两阴之间名会阴，穴当其中。

【主　治】醒神镇惊，通调二阴。主治阴痒、阴痛、便秘、闭经、昏迷。

【部　位】在会阴部。男性在阴囊根部与肛门连线的中点，女性在大阴唇后联合与肛门连线的中点。

【快速取穴】仰卧屈膝，在会阴部，取两阴连线的中点即是。

【特效按摩】用中指指腹揉按会阴1~3分钟，有酸胀感为宜。可调理男性生殖器官疾病。

## 曲骨 治前列腺炎通小便

曲，弯曲；骨，骨头。曲骨，指耻骨，穴在耻骨联合上缘。

【主　治】调经止带，通利小便。主治遗精、阳痿、前列腺炎、月经不调、痛经。

【部　位】在下腹部，耻骨联合上缘，前正中线上。

【快速取穴】在下腹部，正中线上，从下腹部向下摸到一横着走行的骨性标志上缘。

【特效按摩】中指指腹揉按曲骨3~5分钟，可治疗和调理小便不利、月经不调等疾病。

## 中极 解除尿频尿痛

中，中间；极，正是。穴位正是在人体上下左右之中间。

【主　治】益肾通经。主治尿频、遗精、月经不调、痛经、前列腺炎、夜尿症。

【部　位】在下腹部，脐中下4寸，前正中线上。

【快速取穴】在下腹部，正中线上，耻骨联合上缘1横指处即是。

【特效按摩】中指指腹揉按中极，每次1~3分钟，对男女性生殖系统有保健作用。

## 关元 第一性保健大穴

关，关藏；元，元气。穴在脐下3寸，为关藏人身元气之处。

【主　治】培肾固本，调气回阳。主治虚胖浮肿、月经不调、痛经、遗精、阳痿、不孕不育、小儿发热、白带过多、肠胃疾病、脂肪肝。

【部　位】在下腹部，脐中下3寸，前正中线上。

【快速取穴】在下腹部，正中线上，肚脐中央向下4横指处即是。

【特效按摩】先将手掌温热，敷在穴位上，再指压关元，可增加刺激时的舒适感；常摩揉关元，也可益肾壮阳。

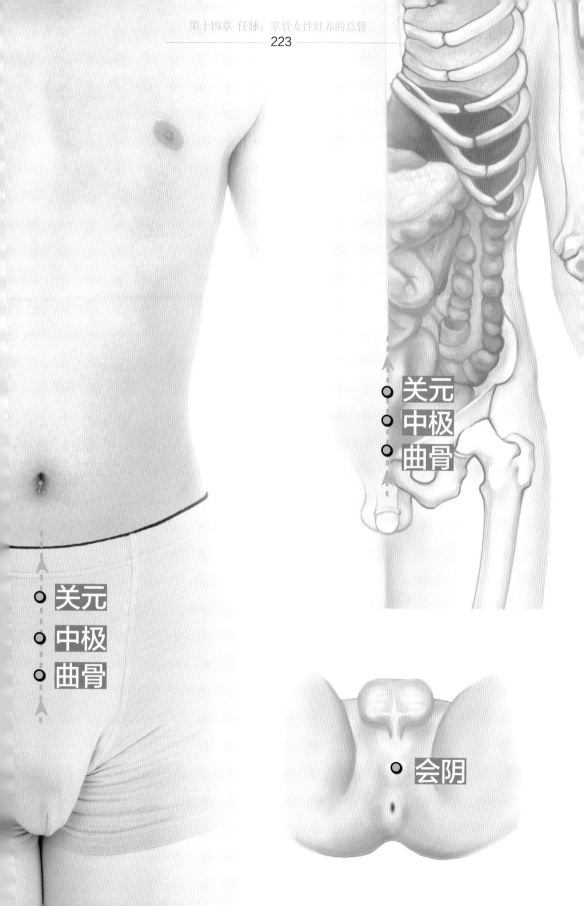

关元
中极
曲骨

关元
中极
曲骨

会阴

## 石门　治疗水肿就热敷

石，岩石；门，门户。石有坚实之意。本穴能治下腹坚实之证。

【主　　治】理气止痛，通利水道。主治闭经、带下、小腹绞痛、水肿、小便不利。

【部　　位】在下腹部，当脐中下2寸，前正中线上。

【快速取穴】在下腹部，正中线上，肚脐中央向下3横指处即是。

【特效按摩】对于女性来说，石门不太适宜指压，也最好不要灸，可能引起不孕。可用蘸上姜汁的热毛巾热敷。

## 气海　任脉之补虚要穴

气，元气；海，海洋。穴在脐下，为人体元气之海。

【主　　治】益气助阳，调经固经。主治小腹疾病、肠胃疾病、虚证、遗精。

【部　　位】在下腹部，脐中下1.5寸，前正中线上。

【快速取穴】在下腹部，正中线上，肚脐中央向下与关元（见222页）之间的中点处即是。

【特效按摩】常按揉气海，可补气；用艾条温和灸气海，每次10~15分钟，可治月经不调、痛经、腹泻、消化不良等。

## 阴交　腹泻不止揉阴交

阴，阴阳之阴；交，交会。穴在脐下1寸，为任脉、冲脉和肾经交会处。

【主　　治】调经固带，利水消肿。主治阴部多汗湿痒、月经不调、血崩、带下。

【部　　位】在下腹部，脐中下1寸，前正中线上。

【快速取穴】在下腹部，正中线上，肚脐中央向下1横指处即是。

【特效按摩】腹泻、腹胀时，用中指指腹轻揉阴交3~5分钟，不适就会减轻。

## 神阙　睡前按之补亏虚

神，神气；阙，宫门。穴在脐中。脐为胎儿气血运行之要道，如神气出入之宫门。

【主　　治】温阳救逆，利水固脱。主治腹泻、腹胀、月经不调、崩漏、遗精、不孕、小儿腹泻。

【部　　位】在脐区，脐中央。

【快速取穴】在脐区，肚脐中央即是。

【特效按摩】经常揉脐，可防治小儿腹泻、疳积等；突然大汗淋漓、唇舌苍白、手脚冰冷之虚脱症，马上温灸神阙可起到急救作用。

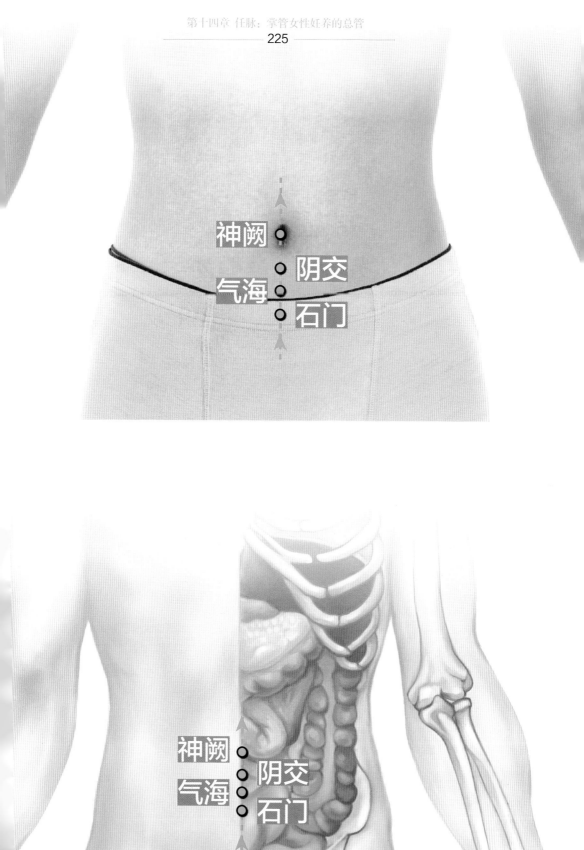

## 水分  水肿腹水常按它

水，水谷；分，分别。穴在脐上1寸，内应小肠，水谷至此分别清浊。

【主　治】通调水道，理气止痛。主治水肿、腹泻、腹痛、绕脐痛、肠鸣。
【部　位】在上腹部，脐中上1寸，前正中线上。
【快速取穴】在上腹部，肚脐中央向上1横指处。
【特效按摩】水肿、腹水时用食指揉按腹部的水分，按至有热感为止。

## 下脘  缓解胃痛促消化

下，下方；脘，胃脘。穴当胃脘之下部。

【主　治】健脾和胃，降逆止呕。主治胃痛、腹痛、腹胀、呕吐、打嗝、腹泻。
【部　位】在上腹部，脐中上2寸，前正中线上。
【快速取穴】在上腹部，正中线上，肚脐中央向上3横指处即是。
【特效按摩】按摩时以手掌按揉下脘50~100次，对缓解腹痛，治疗消化不良、呕吐十分有效。

## 建里  体虚之人的温补药

建，建立；里，里部。当胃脘部，有助于建立中焦里气。

【主　治】和胃健脾，通降腑气。主治胃痛、呕吐、食欲不振、肠中切痛。
【部　位】在上腹部，脐中上3寸，前正中线上。
【快速取穴】在上腹部，正中线上，肚脐中央向上4横指处即是。
【特效按摩】按压揉摩建里，常用来治疗胃痛、食欲不振、腹痛等病。

## 中脘  胃痛、呕吐有效止

中，中间；脘，胃脘。穴当胃脘之中部。

【主　治】和胃降逆，健脾利水。主治胃痛、小儿厌食、呕吐、高血压、急性肠胃炎、脂肪肝。
【部　位】在上腹部，脐中上4寸，前正中线上。
【快速取穴】在上腹部，肚脐与胸剑联合连线的中点处。
【特效按摩】在中脘或摩或按，可治疗胃痛、呕吐等症。

手太阴肺经　手阳明大肠经　足阳明胃经　足太阴脾经　手少阴心经　手太阳小肠经　足太阳膀胱经　足少阴肾经　手厥阴心包经　手少阳三焦经　足少阳胆经　足厥阴肝经　**任脉**　督脉　经外奇穴

中脘
建里
下脘
水分

中脘
建里
下脘
水分

## 上脘 增加你的胃动力

上，上方；脘，胃脘。穴当胃脘之上部。

【主　治】和胃降逆，化痰宁神。主治胃痛、呕吐、打嗝、纳呆、痢疾。

【部　位】在上腹部，脐中上5寸，前正中线上。

【快速取穴】在上腹部，中脘（见226页）上1横指处。

【特效按摩】因吃得太快、吃得太饱，或者其他原因而引起胃胀、呕吐、打嗝等症状时，用拇指指腹揉按上脘3~5分钟，可有效缓解不适。

## 巨阙 治疗胃下垂有良效

巨，巨大；阙，宫门。此为心之募穴，如心气出入的大门。

【主　治】安神宁心，宽胸止痛。主治胃痛、心痛、腹胀、脚气、急性肠胃炎。

【部　位】在上腹部，脐中上6寸，前正中线上。

【快速取穴】在上腹部，正中线上，中脘（见226页）与胸剑联合之间的中点处即是。

【特效按摩】按揉巨阙善治胃下垂，亦可用艾灸法，每次5~10分钟。

## 鸠尾 皮肤干燥不用愁

鸠，鸠鸟；尾，尾巴。胸骨剑突形如鸠鸟之尾，穴在其下。

【主　治】安心宁神，宽胸定喘。主治咽喉肿痛、偏头痛、哮喘、呕吐、胃痛。

【部　位】在上腹部，胸剑结合部下1寸，前正中线上。

【快速取穴】从胸剑结合部沿前正中线直下1横指处即是。

【特效按摩】经常用四指叩击鸠尾，可使皮肤富有光泽，气色饱满，精神充沛。

## 中庭 胸满呕吐就找它

中，中间；庭，庭院。穴在心下，犹如在宫殿前的庭院之中。

【主　治】宽胸消胀，降逆止呕。主治心痛、胸满、噎膈、呕吐、小儿吐乳。

【部　位】在胸部，胸剑结合中点处，前正中线上。

【快速取穴】在胸部，由锁骨往下数第5肋间，平第5肋间，当前正中线上即是。

【特效按摩】由上向下推中庭100次，可治疗胸腹胀满、呕吐、噎膈等胃气上逆病症。

## 膻中 乳汁不足就灸它

膻，袒露；中，中间。胸部袒露出的中间部位古称膻中，穴当其处。

【主　　治】理气止痛，生津增液。主治胸闷、气短、气管炎、咳喘、呕吐、更年期
　　　　　　综合征、产妇乳少、乳房胀痛、小儿咳嗽。

【部　　位】在胸部，横平第4肋间隙，前正中线上。

【快速取穴】在胸部，由锁骨往下数第4肋间，平第4肋间，当前正中线上即是。

【特效按摩】每天按揉300~500次膻中，可治疗产后乳汁不足；用艾条灸5~10分钟
　　　　　　亦有效。

## 玉堂 常按可增强胸腺活力

玉，玉石；堂，殿堂。玉有贵重之意。穴在相当于心的部位，因其
重要故比之为玉堂。

【主　　治】宽胸止痛，止咳平喘。主治咳嗽、胸痛、呕吐、哮喘、气短喘息。

【部　　位】在胸部，横平第3肋间隙，前正中线上。

【快速取穴】在胸部，由锁骨往下数第3肋间，平第3肋间，当前正中线上即是。

【特效按摩】两手中指指腹相互叠加，用力按压玉堂，有酸胀感。每次3~5分钟，可
　　　　　　治呕吐、胸痛、乳房胀痛等气滞引起的疾病。

## 紫宫 让呼吸更加顺畅

紫，紫色；宫，宫殿。紫宫，星名，代表帝王所居之处。穴对心的部位，
心为君主之官。

【主　　治】宽胸理气，止咳平喘。主治咳嗽、气喘、胸胁支满、胸痛、食欲不振。

【部　　位】在胸部，横平第2肋间隙，前正中线上。

【快速取穴】在胸部，由锁骨往下数第2肋间，平第2肋间，当前正中线上即是。

【特效按摩】用中间三指按揉紫宫5~15分钟，可治咳嗽、气喘、胸痛、支气管炎、呕
　　　　　　吐等症。

## 华盖 咽喉的护理师

华盖在此指帝王所用的盖伞。穴位所在相当于肺脏部位；肺布心
君之上，犹如心之华盖。

【主　　治】宽胸利肺，止咳平喘。主治咳嗽、气喘、咽喉肿痛、胸胁支满、胸痛。

【部　　位】在胸部，横平第1肋间隙，前正中线上。

【快速取穴】在胸部，由锁骨往下数第1肋间，平第1肋间，当前正中线上即是。

【特效按摩】两手中指指腹相互叠加，用力按压华盖，每次3~5分钟，可治咳嗽、气喘、
　　　　　　扁桃体炎等疾病。

## 璇玑　定喘顺气找璇玑

璇，同"旋"；玑，同"机"。璇玑，为北斗星的第二至第三星，与紫宫星相对，故名。

【主　　治】宽胸利肺，止咳平喘。主治咳嗽、气喘、胸胁支满、胸痛、咽喉肿痛。

【部　　位】在胸部，胸骨上窝下1寸，前正中线上。

【快速取穴】仰卧，从天突（见本页）沿前正中线向下1横指处即是。

【特效按摩】用拇指指腹直接点压，有酸、胀、麻感觉时为宜，每次3~5分钟。可治咳嗽、气喘、胸痛、咽喉肿痛等病。

## 天突　缓解声音嘶哑

天，天空；突，突出。穴位于气管上段，喻为肺气上通于天的部位。

【主　　治】宣通肺气，消痰止咳。主治哮喘、咳嗽、咯吐脓血、暴喑、咽喉肿痛、小儿感冒。

【部　　位】在颈前区，胸骨上窝中央，前正中线上。

【快速取穴】仰卧，由喉结直下可摸到一凹窝，中央处即是。

【特效按摩】用中指指腹慢慢按压天突1~2分钟，按摩时要格外轻柔，可治由于咳嗽、咽炎等呼吸系统疾病引起的声音嘶哑。

## 廉泉　中风失语就求它

廉，清；泉，水泉。舌下两脉古名廉泉，在喉结上缘。廉泉靠近此脉。

【主　　治】利喉舒舌，消肿止痛。主治舌下肿痛、舌强不语、口舌生疮、口苦。

【部　　位】在颈前区，喉结上方，舌骨上缘凹陷中，前正中线上。

【快速取穴】仰坐，从下巴沿颈前正中线向下推，喉结上方可触及舌骨体，上缘中点处即是。

【特效按摩】用拇指指腹点揉廉泉，用力要轻且均匀，反复进行3~5分钟，可调治舌痛、中风失语、慢性咽炎等病症。

## 承浆　治疗口腔疾病好帮手

承，承受；浆，水浆。穴在颏唇正中的凹陷中，为承受从口流出的水浆之处。

【主　　治】生津敛液，舒筋活络。主治中风昏迷、口眼㖞斜、流涎、牙关紧闭。

【部　　位】在面部，颏唇沟的正中凹陷处。

【快速取穴】正坐仰靠，颏唇沟正中按压有凹陷处即是。

【特效按摩】用拇指指腹直接点压承浆，局部有酸、胀、麻感，每次1~3分钟。有通经活络、清热利咽的功效。

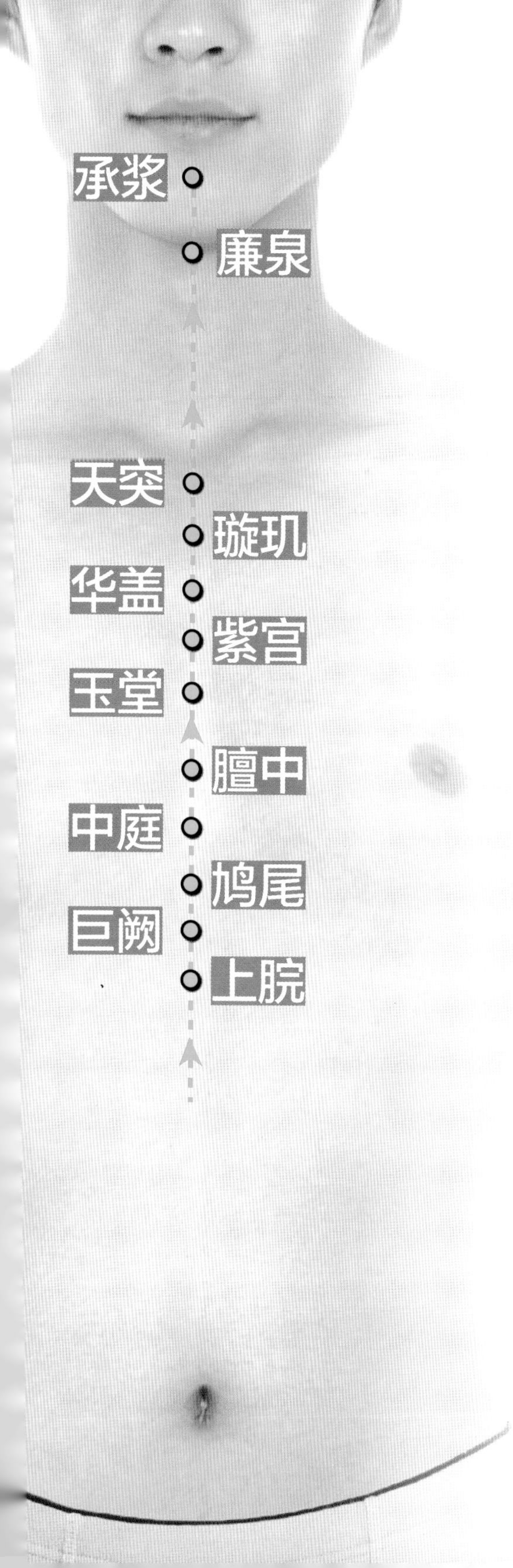

承浆

廉泉

天突
璇玑
华盖
紫宫
玉堂
膻中
中庭
鸠尾
巨阙
上脘

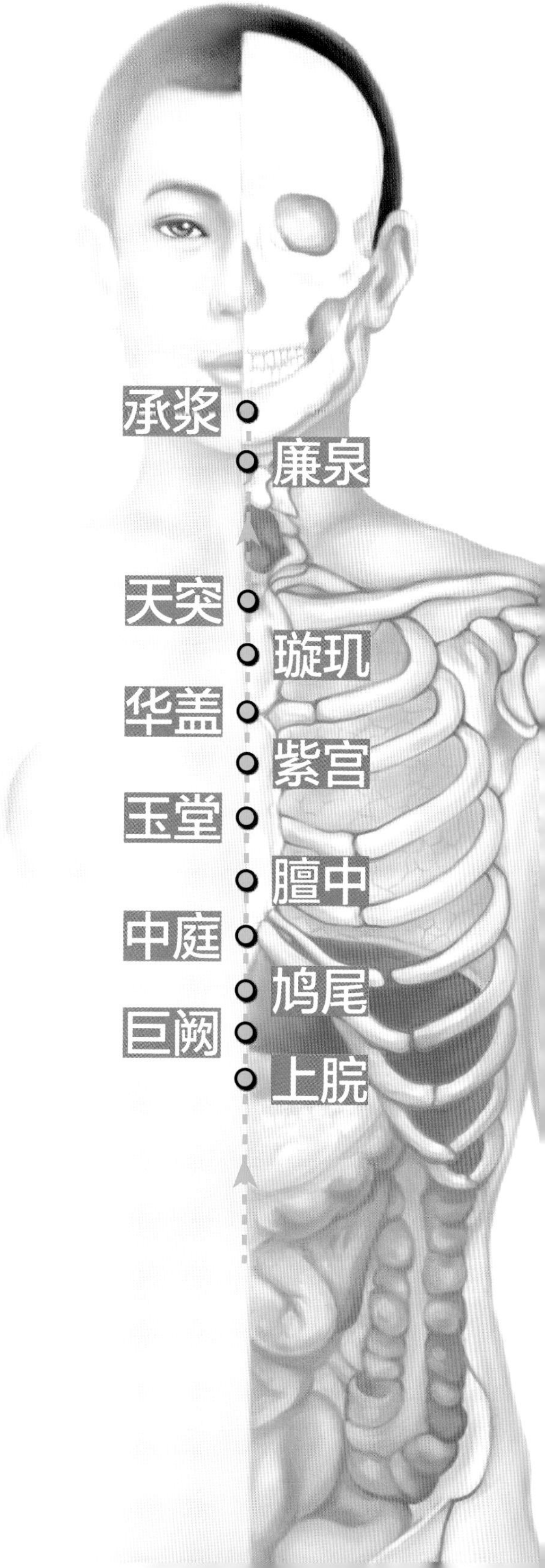

承浆
廉泉

天突
璇玑
华盖
紫宫
玉堂
膻中
中庭
鸠尾
巨阙
上脘

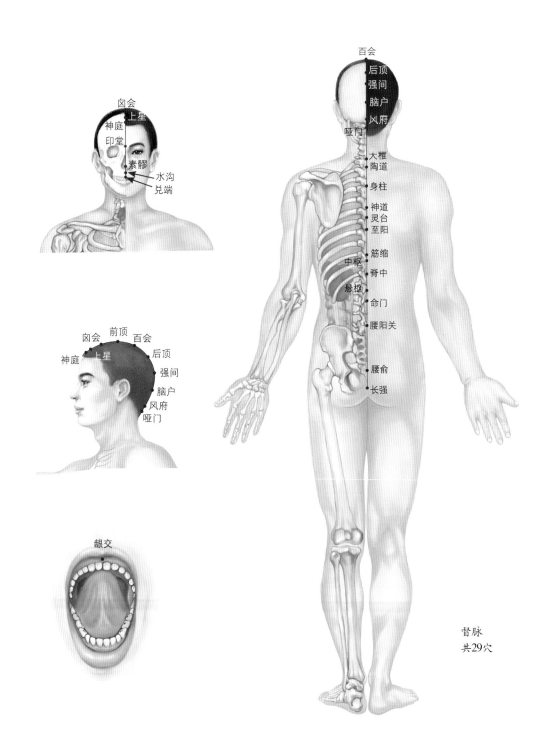

# 第十五章
# 督脉：调节阳经气血的总督

囟会
上星
神庭
印堂
素髎
水沟
兑端

百会
后顶
强间
脑户
风府
哑门
大椎
陶道
身柱
神道
灵台
至阳
筋缩
中枢
脊中
悬枢
命门
腰阳关
腰俞
长强

囟会　前顶　百会
神庭　上星　后顶
强间
脑户
风府
哑门

龈交

督脉
共29穴

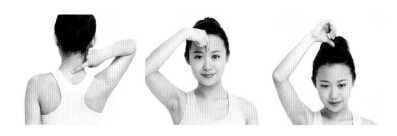

# 督脉的保养方法

保养督脉，可用刮痧板沿督脉进行刮痧，可以缓解头痛、热病、颈背腰痛。督脉上的命门、腰阳关、身柱、大椎为重要的养生穴位，用艾条温和灸两穴，每次10~15分钟，对整个督脉有很好的保养作用，还可以提升人体阳气，增强抵抗力。

保养督脉没有特定时间。

# 督脉上潜伏的疾病

督脉气血异常，人体主要发生头脑、五官、脊髓及四肢疾病。

督脉阳气过盛：颈背腰痛、颈部发硬、烦躁易怒，失眠多梦。

督脉虚寒：畏寒肢冷、走路摇摆不定、头晕目眩、手足震颤、抽搐、麻木及中风、神经衰弱、健忘、痴呆、精神分裂等，以及经脉所过部位疾病如痔疮、脱肛、子宫脱垂等。

# 督脉腧穴

## 长强 ▶ 治疗便秘痔疮的首选

长，长短之长；强，强弱之强。肾为生命之源。脊柱长而强韧，穴在其下端。

【主　　治】宁神镇惊，通便消痔。主治腹泻、便秘、便血、痔疮、脱肛、女性阴道瘙痒、阴囊湿疹。

【部　　位】在尾骨下方，尾骨端与肛门连线的中点处。

【快速取穴】仰卧屈膝，在尾骨端下，尾骨端与肛门连线中点处即是。

【特效按摩】正坐，上身前俯，一手伸到臀后，用中指用力揉按长强，每天早晚各揉按1~3分钟。可治疗便秘、痔疮、脱肛，并迅速止泻。

## 腰俞 ▶ 腰酸腰痛不用怕

腰，腰部；俞，输注。穴在腰部，是经气输注之处。

【主　　治】调经清热，散寒除湿。主治腹泻、便秘、痔疮、尾骶痛、月经不调。

【部　　位】在骶区，正对骶管裂孔，后正中线上。

【快速取穴】俯卧，后正中线上，顺着脊柱向下，正对骶管裂孔处即是。

【特效按摩】正坐，一手伸到臀后，用中指用力揉按腰俞，每天早晚各揉按1~3分钟，可治腹泻等肠腑疾病，以及月经不调等。

## 腰阳关 ▶ 遗精阳痿不复返

腰，腰部；阳，阴阳之阳；关，机关。督脉为阳。穴属督脉，位于腰部转动处，如腰之机关。

【主　　治】祛寒除湿，舒筋活络。主治腰骶痛、下肢痿痹、遗精、阳痿、月经不调。

【部　　位】在腰部脊柱区，第4腰椎棘突下凹陷中，后正中线上。

【快速取穴】两侧髂前上棘连线与脊柱交点处，可触及一凹陷处即是。

【特效按摩】左手或右手握拳，以食指掌指关节突起部揉按腰阳关3~5分钟，可治腰膝酸痛、阳痿、早泄等。

## 命门 ▶ 强腰膝，补肾气

命，生命；门，门户。肾为生命之源。穴在肾俞之间，相当于肾气出入之门户。

【主　　治】补肾壮阳。主治遗精、阳痿、不孕、腰脊强痛、下肢痿痹。

【部　　位】在腰部脊柱区，第2腰椎棘突下凹陷中。

【快速取穴】肚脐水平线与后正中线交点，按压有凹陷处即是。

【特效按摩】每天按摩命门3分钟，可治疗阳痿、遗精、月经不调、四肢冷等疾病。

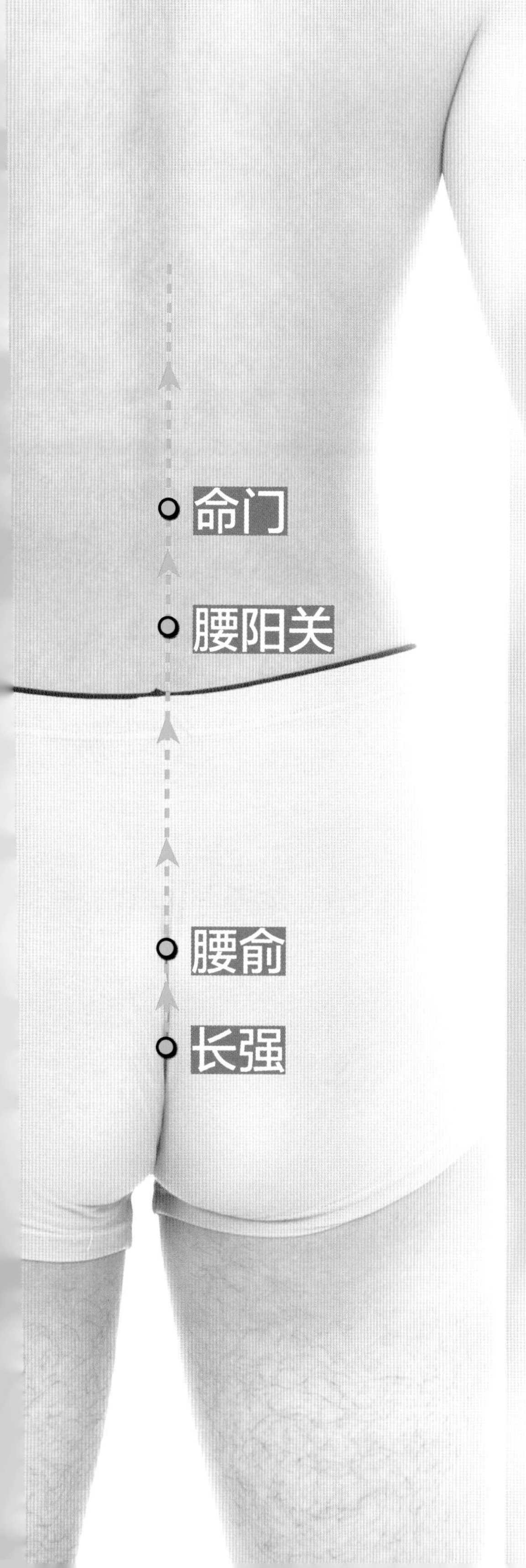

命门

腰阳关

腰俞

长强

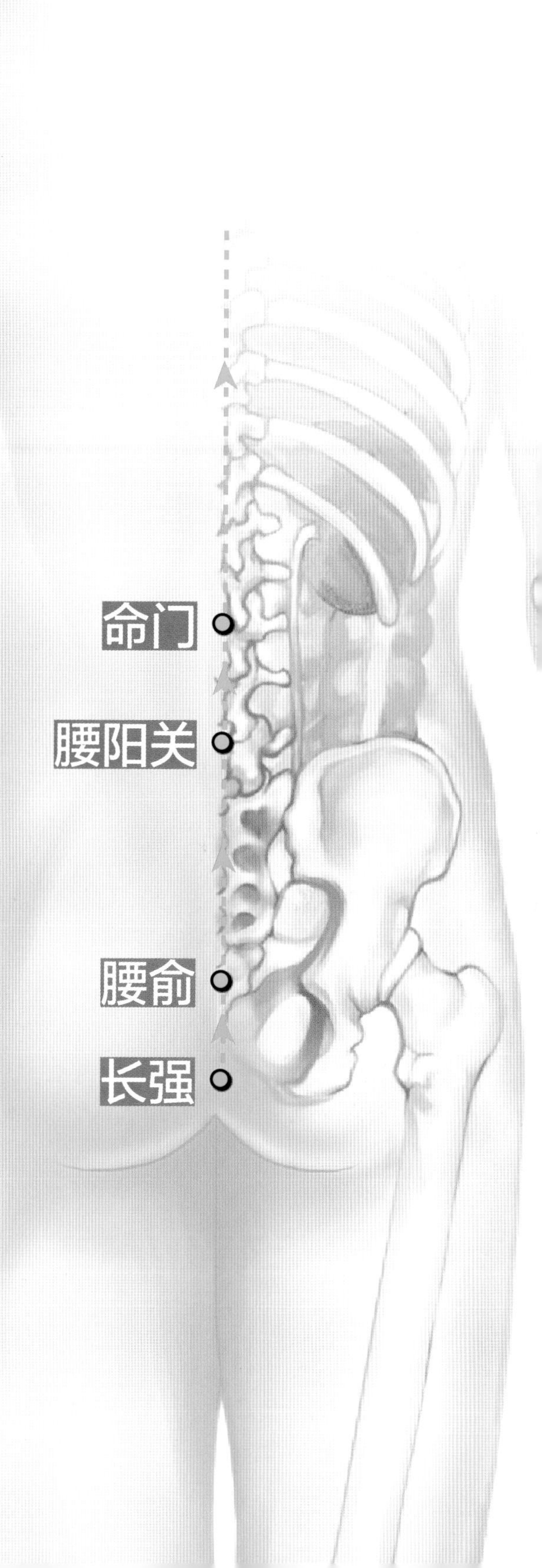

命门

腰阳关

腰俞

长强

## 悬枢 ▶ 腰脊强痛就按它

悬,悬挂;枢,枢纽。穴在腰部,仰卧时局部悬起,是腰部活动的枢纽。

【主　治】助阳健脾,通调肠气。主治遗精、阳痿、不孕、腰脊强痛、下肢痿痹。
【部　位】在腰部脊柱区,第1腰椎棘突下凹陷中,后正中线上。
【快速取穴】从命门(见234页)沿后正中线向上推一个椎体,其上缘凹陷处即是。
【特效按摩】常按揉悬枢,可治腹胀、腹泻、消化不良、腰背部疼痛等胃肠疾病。

## 脊中 ▶ 增强肠腑功能

脊,脊柱;中,中间。脊柱古作二十一椎;穴在第十一椎下,正当其中。

【主　治】健脾利湿,宁神镇惊。主治腹泻、反胃、吐血、痢疾、痔疮、小儿疳积。
【部　位】在背部脊柱区,第11胸椎棘突下凹陷中,后正中线上。
【快速取穴】两侧肩胛下角连线与后正中线相交处向下推4个椎体,其下缘凹陷处即是。
【特效按摩】用拇指指腹常按揉脊中,可治腹胀、腹泻、痔疮、脱肛、便血等肠腑病症。

## 中枢 ▶ 健脾胃,促消化

中,中间;枢,枢纽。穴在第10胸椎下,相当于脊柱中部之枢纽。

【主　治】健脾利湿,清热止痛。主治呕吐、腹满、胃痛、食欲不振、腰背痛。
【部　位】在背部脊柱区,第10胸椎棘突下凹陷中,后正中线上。
【快速取穴】两侧肩胛下角连线与后正中线相交处向下推3个椎体,其下缘凹陷处即是。
【特效按摩】常按揉中枢穴,可治腰背疼痛、呕吐、腹胀、胃痛、食欲不振等脾胃疾病。

## 筋缩 ▶ 善治筋脉拘挛

筋,筋肉;缩,挛缩。本穴能治筋肉挛缩诸病。

【主　治】平肝熄风,宁神镇痉。主治抽搐、脊强、四肢不收、筋挛拘急。
【部　位】在背部脊柱区,第9胸椎棘突下凹陷中,后正中线上。
【快速取穴】两侧肩胛下角连线与后正中线相交处向下推2个椎体,其下缘凹陷处即是。
【特效按摩】经常点揉筋缩,可治腰椎间盘突出、筋脉拘挛、小儿抽动症、癫痫等症。

## 至阳 快速止痛有绝招

至，到达；阳，阴阳之阳。本穴与横膈平。经气至此从膈下的阳中之阴到达膈上的阳中之阳。

【主　　治】利胆退黄，宽胸利膈。主治胃痛、胸胁胀痛、黄疸、腰背疼痛、心悸。

【部　　位】在背部脊柱区，第7胸椎棘突下凹陷中，后正中线上。

【快速取穴】两侧肩胛下角连线与后正中线相交处椎体，其下缘凹陷处即是。

【特效按摩】用按摩槌敲打刺激至阳，每次3~5分钟，可即时缓解心绞痛、胃痛和腹痛症状。

## 灵台 治疗忧郁失眠的养心穴

灵，神灵；台，亭台。穴在神道与心俞两穴之下，故喻为心灵之台。

【主　　治】清热化湿，止咳定喘。主治咳嗽、气喘、颈项僵硬、背痛、忧郁、失眠。

【部　　位】在背部脊柱区，第6胸椎棘突下凹陷中，后正中线上。

【快速取穴】两侧肩胛下角连线与后正中线相交处向上推1个椎体，其下缘凹陷处即是。

【特效按摩】经常用按摩槌，在灵台处轻轻敲打，可以提高睡眠质量。

## 神道 缓解心绞痛

神，心神；道，通道。心藏神，穴在心俞（见124页）旁，如同心神之通道。

【主　　治】宁神安心，清热平喘。主治失眠、肩背痛、小儿惊风、咳嗽、神经衰弱。

【部　　位】在背部脊柱区，第5胸椎棘突下凹陷中，后正中线上。

【快速取穴】两侧肩胛下角连线与后正中线相交处向上推2个椎体，其下缘凹陷处即是。

【特效按摩】用双手中指指腹互相叠加，用力揉按神道3~5分钟，可缓解心脏供血不足，治疗心绞痛、心脏不适。

## 身柱 治疗咳嗽和气喘

身，身体；柱，支柱。穴在第3胸椎下，上连头项，下通背腰，如一身之支柱。

【主　　治】宣肺清热，宁神镇咳。主治咳嗽、气喘、腰脊强痛、神经衰弱、牛皮癣。

【部　　位】在上背部脊柱区，第3胸椎棘突下凹陷中，后正中线上。

【快速取穴】两侧肩胛骨内侧角连线与后正中线相交处椎体，其下缘凹陷处即是。

【特效按摩】用中指指尖揉按身柱，有刺痛感为宜，每次揉按3~5分钟，可治气喘、感冒、咳嗽、肺结核，以及因咳嗽导致的肩背疼痛等疾病；常按揉捶击此穴，可保健强身。

## 陶道 常按可愉悦身心

陶，陶冶；道，通道。比喻脏腑之气汇聚于督脉，由此路上升。

【主　　治】解表清热，截虐宁神。主治头痛、目眩、闭经、荨麻疹、精神病。
【部　　位】在项背部脊柱区，第1胸椎棘突下凹陷中，后正中线上。
【快速取穴】低头，颈背交界椎骨高突处垂直向下推1个椎体，其下缘凹陷处即是。
【特效按摩】陶道是一个能让人快乐的穴位，常按可使人心情安静踏实，精神得到愉悦。

## 大椎 感冒清热找大椎

大，巨大；椎，椎骨。古称第一胸椎棘突为大椎，穴适在其上方，故名。

【主　　治】清热解表，截虐止痫。主治感冒发热、手足怕冷、颈椎病、扁桃体炎、痤疮。
【部　　位】在项背部脊柱区，第7颈椎棘突下凹陷中，后正中线上。
【快速取穴】低头，颈背交界椎骨高突处椎体，其下缘凹陷处即是。
【特效按摩】按揉大椎，可治颈项疼痛，在大椎拔罐20~30分钟，可治感冒、头痛、咳嗽、气喘。

## 哑门 声音沙哑不苦恼

哑，音哑；门，门户。本穴深刺可以致哑，也可治哑，故比喻为音哑的门户。

【主　　治】散风熄风，开窍醒神。主治舌缓不语、重舌、失语、大脑发育不全。
【部　　位】在项后，第2颈椎棘突上际凹陷中，后正中线上。
【快速取穴】沿脊柱向上，入后发际上半横指处即是。
【特效按摩】哑门特殊，若按摩方法不对，不但治不了病，反而会致失声，所以按摩时要谨慎。

## 风府 感冒及时擦风府

风，风邪；府，处所。本穴为治风邪之处。

【主　　治】散风熄风，通关开窍。主治感冒、颈项强痛、眩晕、咽喉肿痛、中风。
【部　　位】在颈后区，枕外隆突直下，两侧斜方肌之间凹陷中。
【快速取穴】沿脊柱向上，入后发际上1横指处即是。
【特效按摩】双手拇指指尖相互叠加向下，用指腹揉按风府，有酸痛、胀麻的感觉。每次揉按1~3分钟，可治风邪而致伤风感冒、发热、鼻塞等疾病。

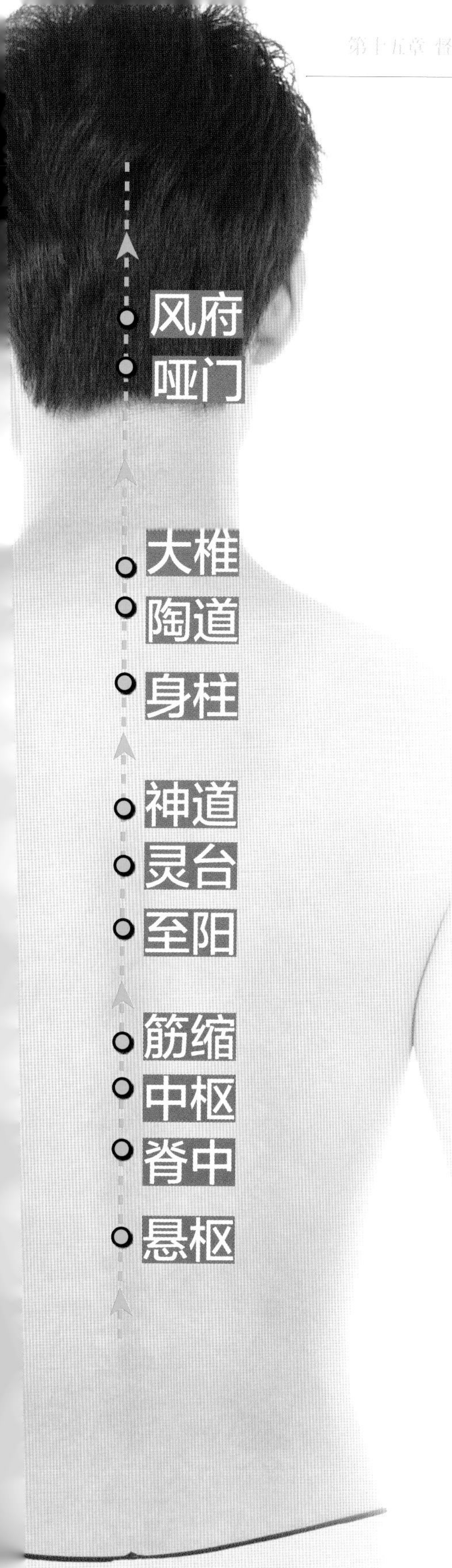

风府
哑门

大椎
陶道
身柱

神道
灵台
至阳

筋缩
中枢
脊中
悬枢

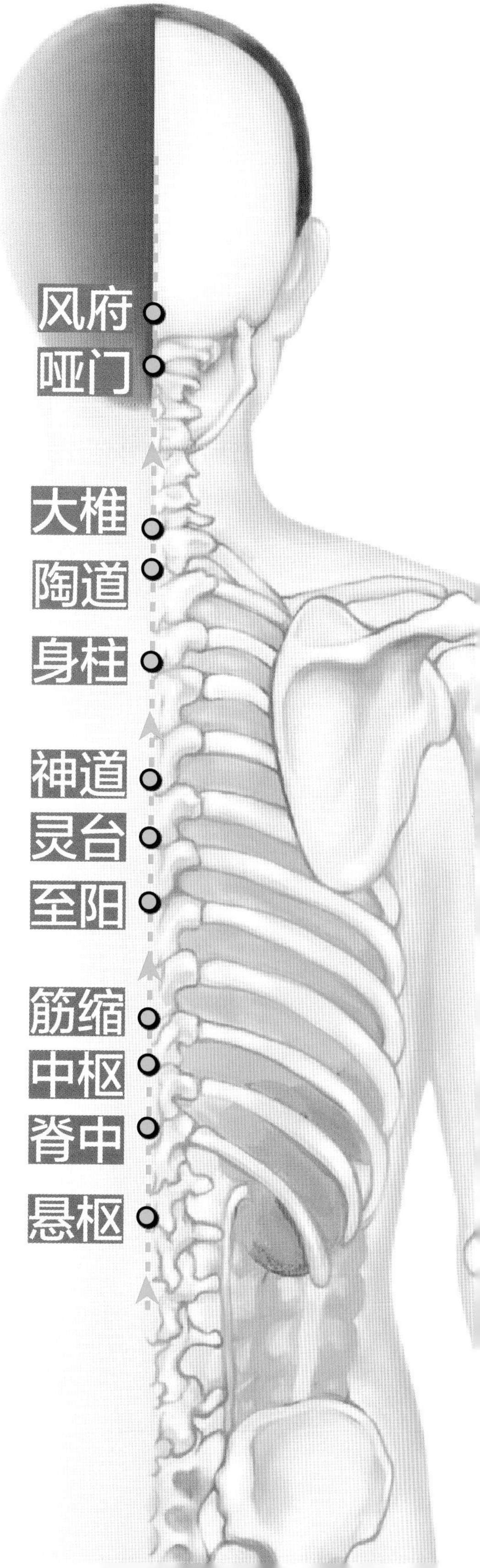

风府
哑门

大椎
陶道
身柱

神道
灵台
至阳

筋缩
中枢
脊中
悬枢

## 脑户 ▶ 头痛感即刻减轻

脑，脑髓；户，门户。督脉循脊上行入脑。穴在枕部，相当于脉气入脑的门户。

【主　　治】醒神开窍，平肝熄风。主治癫狂、痫症、眩晕、头重、头痛、颈项僵硬。
【部　　位】在头部正中线上，枕外隆凸的上缘凹陷中。
【快速取穴】正坐或俯卧，在后正中线上，枕外粗隆上缘的凹陷处。
【特效按摩】揉按脑户3~5分钟，可有效缓解工作或心理压力引起的头痛。

## 强间 ▶ 让你睡好心情好

强，强硬；间，中间。穴当顶骨与枕骨结合之中间，能治头项强痛。

【主　　治】醒神宁心，平肝熄风。主治头痛、颈项强不得回顾、目眩、口㖞、痫症。
【部　　位】在头部正中线上，后发际正中直上4寸。
【快速取穴】百会（见本页）与风府（见238页）连线的中点。
【特效按摩】用中指指腹揉按强间，每次1~3分钟。可治头痛、目眩、颈项强痛等。

## 后顶 ▶ 头痛眩晕就按它

后，后方；顶，头顶。穴在头顶之后方。

【主　　治】醒神安神，熄风止痉。主治颈项僵硬、头痛、眩晕、心烦、失眠。
【部　　位】在头部正中线上，后发际正中直上5.5寸。
【快速取穴】正坐或俯卧，在后正中线上，前、后发际之间的中点。
【特效按摩】用拇指指腹垂直揉按后顶，每天早晚各1次，可治头痛、眩晕、耳鸣等。

## 百会 ▶ 长命百岁保健穴

百，多的意思；会，交会。百会是足三阳经、肝经和督脉等多经之交会处。

【主　　治】熄风醒脑，升阳固脱。主治中风、惊悸、头痛、头晕、失眠、健忘、耳鸣、眩晕、脱肛、痔疮、低血压。
【部　　位】在头部正中线上，前发际正中直上5寸。
【快速取穴】正坐，两耳尖与头正中线相交处，按压有凹陷。
【特效按摩】两手中指叠压，按百会3分钟，长期坚持，可使人开慧增智、益寿延年。

## 前顶 ▶ 头晕头痛找前顶

前，前方；顶，头顶。穴在头顶直前方。

【主　　治】熄风醒脑，宁神镇静。主治癫痫、小儿惊风、头痛、头晕。

【部　　位】在头部正中线上，前发际正中直上3.5寸。

【快速取穴】正坐，由百会（见240页）向前2横指即是。

【特效按摩】用双手中指交叠用力向下按揉3~5分钟，有酸胀感，可缓解头痛症状。

## 囟会　头痛鼻塞不见了

囟，囟门；会，在此作"闭合"讲。穴当大囟门的闭合处。

【主　　治】安神醒脑，清热消肿。主治头痛、鼻塞、目眩、心悸、面肿、鼻塞。

【部　　位】在头部，正中线上，前发际正中直上2寸。

【快速取穴】正坐，从前发际正中直上3横指处即是。

【特效按摩】每天早晚各揉按囟会1次，每次1~3分钟，可改善和治疗头痛、眩晕、癫痫、鼻窦炎等疾病。

## 上星　有效缓解眼疲劳

上，上方；星，星球。人头像天，穴在头上，如星在天。

【主　　治】熄风清热，宁神通鼻。主治头痛、眩晕、目赤肿痛、鼻出血、鼻痛、眼疲劳。

【部　　位】在头部，正中线上，前发际正中直上1寸。

【快速取穴】正坐，前发际正中直上1横指处即是。

【特效按摩】用拇指指腹垂直向下压按上星，每次1~3分钟。可治各种头痛、头晕、目眩、目赤疼痛以及鼻窦炎、鼻出血等疾病。

## 神庭　头昏呕吐不怕了

神，神明；庭，前庭。脑为元神之府，神在此指脑。穴在前额部，如脑室之前庭。

【主　　治】宁神醒脑，降逆平喘。主治失眠、头晕、目眩、鼻塞、流泪、目赤肿痛。

【部　　位】在头部，正中线上，前发际正中直上0.5寸。

【快速取穴】正坐，从前发际正中直上1横指，拇指指甲中点处即是。

【特效按摩】用中指指尖掐按神庭，每次3~5分钟，可缓解和调理由重感冒或晕车、晕船引起的头昏、呕吐等症状。

## 素髎　主治鼻塞

素，鼻茎；髎，骨隙。穴在鼻茎下端的骨隙中。

【主　　治】清热消肿，通利鼻窍。主治惊风、昏迷、鼻塞、低血压、休克、小儿惊风。

【部　　位】在面部，鼻尖的正中央。

【快速取穴】正坐或仰卧，面部鼻尖正中央即是。

【特效按摩】遇到有人因为血压下降而引发休克或者呼吸困难时，可立刻掐按病人素髎，直到症状有所缓和。

## 水沟 人体急救120

水，水液；沟，沟渠。穴在人中沟中，人中沟形似水沟。

【主　　治】醒神开窍，清热熄风。主治晕厥、中暑、惊风、面肿、腰脊强痛。
【部　　位】在面部，人中沟的上1/3与中1/3交点处。
【快速取穴】仰卧，面部人中沟上1/3处即是。
【特效按摩】掐水沟（人中），是最常用的急救措施。具体方法是：每分钟掐压人中
20~40次，每次持续0.5~1秒。一般病人会很快苏醒，病情较重患者要
立刻送医院。

## 兑端 牙痛鼻塞就揉它

兑，指口；端，尖端。穴在口的上唇尖端。

【主　　治】宁神醒脑，生津止渴。主治昏迷、牙痛、齿龈痛、鼻塞。
【部　　位】在面部，上唇结节的中点。
【快速取穴】仰卧，面部人中沟下端的皮肤与上唇的交界处即是。
【特效按摩】齿龈痛、鼻塞时，可用食指指腹揉按兑端，有很好的缓解和调理作用。

## 龈交 治疗急性腰扭伤有妙招

龈，齿龈；交，交会。上齿龈中缝，为督脉和任脉的交会处。

【主　　治】宁神镇痉，清热消肿。主治小儿面疮、鼻塞、鼻息肉、癫狂、心烦。
【部　　位】在上唇内，上唇系带与上牙龈的交点。（见232页）
【快速取穴】唇内的正中线上，上唇系带与上牙龈相接处即是。
【特效按摩】每天用舌头向上唇内侧顶，可刺激到龈交穴，有促进身体水分循环，预
防下半身水肿的作用。

## 印堂 提神醒脑

印，泛指图章；堂，厅堂。古代指额部两眉头之间为"阙"，星相
家称之为印堂，穴位在其上，故名。

【主　　治】清头明目，通鼻开窍。失眠、头痛、眩晕、过敏性鼻炎、三叉神经痛。
【部　　位】在头部，两眉毛内侧端中间的凹陷中。
【快速取穴】两眉头连线中点处即是。
【特效按摩】若头痛、失眠、血压升高时，印堂就会晦暗，这时可以用中指指腹点按
印堂3~5分钟，不适感觉就会得到缓解。

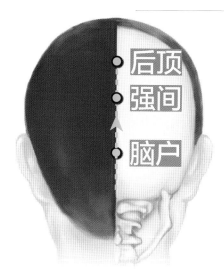
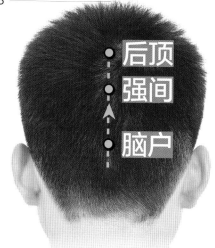

后顶
强间
脑户

后顶
强间
脑户

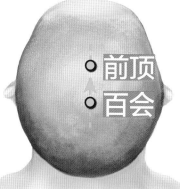
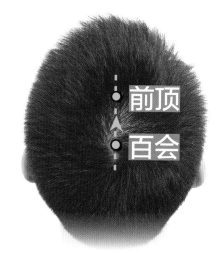

前顶
百会

前顶
百会

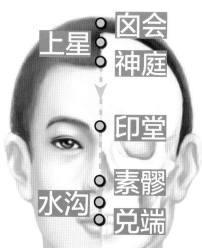
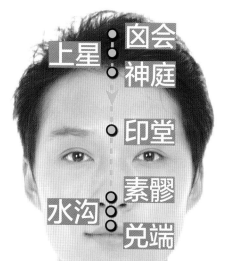

上星 囟会
神庭
印堂
素髎
水沟 兑端

上星 囟会
神庭
印堂
素髎
水沟 兑端

# 第十六章

# 经外奇穴：对症治疗，效果神奇

经外奇穴大多不在经络上，但它们有特殊的功效，都是在实际治疗中取得很好疗效的穴位，是前人的实践总结，是经验效方。

## 四神聪 ▶ 头痛健忘多敲击

四，四个、四周；神，神志；聪，聪明。此穴一名四穴，能主治神志失调、耳目不聪等病症，故名四神聪。

【主　　治】镇静安神，清头明目，醒脑开窍。主治失眠、健忘、癫痫、头痛、眩晕。
【部　　位】在头部，百会前、后、左、右各旁开1寸，共4穴。
【快速取穴】先找百会（见240页），其前后左右各量1横指处即是，共4穴。
【特效按摩】当头痛或头晕脑涨时，可用食指或中指点、揉等手法逐一按摩，即可减轻症状。

## 当阳 ▶ 头痛眩晕揉当阳

当，向着；阳，阴阳之阳。穴在头前部，头前部为阳，故名。

【主　　治】疏风通络，清热明目。主治失眠、健忘、癫痫、头痛、眩晕。
【部　　位】在头部，瞳孔直上，前发际上1寸。
【快速取穴】直视前方，沿瞳孔垂直向上，自发际直上1横指处即是。
【特效按摩】以食指指腹按压当阳，每次左右各1~3分钟。可改善头痛、眩晕、失眠等症状。

## 鱼腰 ▶ 改善目胀酸痛

鱼，生活在水中的脊椎动物；腰，泛指物体中部。人的眼眉状如小鱼形，穴在其中央处，故名。

【主　　治】镇惊安神，疏风通络。主治口眼㖞斜、目赤肿痛、三叉神经痛、视力模糊、白内障。
【部　　位】在额部，瞳孔直上，眉毛中。
【快速取穴】直视前方，从瞳孔直上眉毛中，即是。
【特效按摩】常用中指指腹揉按鱼腰，每次1~3分钟，可缓解眼疲劳、预防眼耳鼻口腔疾病。

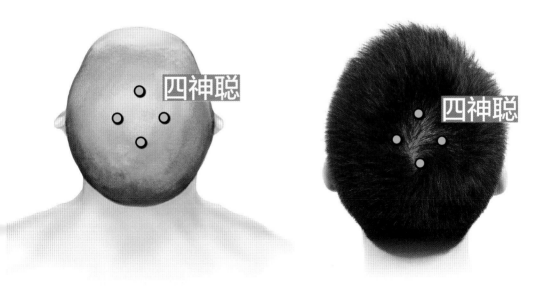

四神聪

四神聪

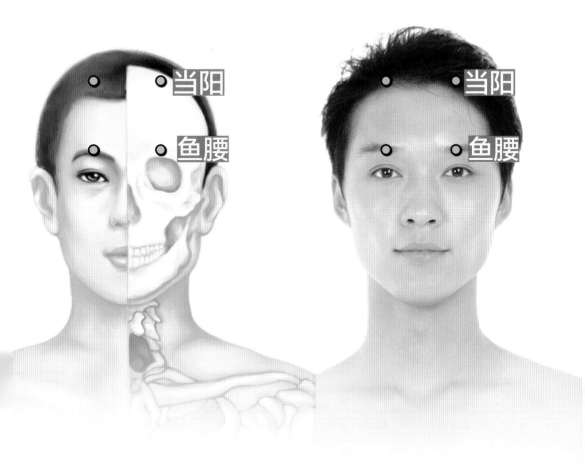

当阳

鱼腰

当阳

鱼腰

## 太阳 脑神经的天然调节器

【主　　治】清肝明目，通络止痛。主治感冒、失眠、健忘、癫痫、头痛、眩晕、鼻出血、目赤肿痛、三叉神经痛、面瘫、小儿感冒。

【部　　位】在头部，眉梢与目外眦之间，向后约1寸的凹陷中。

【快速取穴】眉梢与目外眦连线中点向后1横指，触及一凹陷处即是。

【特效按摩】每天临睡前及早晨醒时，用双手中指指腹揉按太阳1~3分钟，可促进新陈代谢，健脑提神，养目护身，消除疲劳。

## 耳尖 防治麦粒肿

【主　　治】清热祛风，解痉止痛。主治急性结膜炎、麦粒肿、沙眼、头痛、高血压。

【部　　位】在耳区，在外耳轮的最高点。

【快速取穴】坐位，将耳郭折向前方，耳郭上方尖端处即是。

【特效按摩】用拇指和食指用力挤压耳尖，早晚各1次，每次100下，能防治麦粒肿。

## 球后 治疗眼疾

【主　　治】清热明目。主治视神经炎、青光眼、斜视、虹膜睫状体炎。

【部　　位】在面部，眶下缘外1/4与内3/4交界处。

【快速取穴】把眼眶下缘分成4等份，外1/4处即是。

【特效按摩】用两食指指腹揉按球后，有酸、胀、痛感，每天早晚各揉按1次，每次1~3分钟。可治视神经炎、内斜视、青光眼等。

## 上迎香 专治鼻疾

【主　　治】清利鼻窍，通络止痛。主治过敏性鼻炎、鼻窦炎、鼻出血、嗅觉减退。

【部　　位】在面部，鼻翼软骨与鼻甲的交界处，近鼻唇沟上端处。

【快速取穴】沿鼻侧鼻唇沟向上推，上端尽头凹陷处即是。

【特效按摩】经常按摩上迎香，可明显改善鼻部炎症、不辨气味的状况。

## 内迎香 常按防治鼻炎

【主　　治】清热通窍。主治头痛、目赤肿痛、鼻炎、咽喉炎、中暑。

【部　　位】在鼻孔内，当鼻翼软骨与鼻甲交界的黏膜处。

【快速取穴】正坐仰靠，在鼻孔内，当鼻翼软骨与鼻甲交界的黏膜处即是。

【特效按摩】每天用食指指腹从外部间接按摩内迎香，每次1~3分钟，可以使鼻部保持通畅，预防鼻炎。

手太阴肺经　手阳明大肠经　足阳明胃经　足太阴脾经　手少阴心经　手太阳小肠经　足太阳膀胱经　足少阴肾经　手厥阴心包经　手少阳三焦经　足少阳胆经　足厥阴肝经　任脉　督脉

经外奇穴

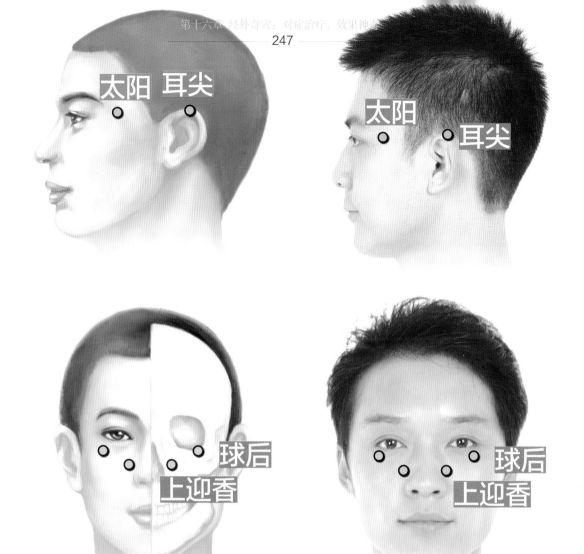

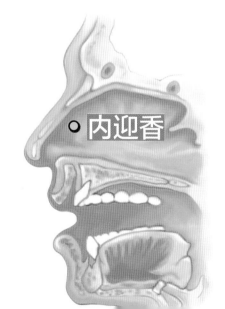

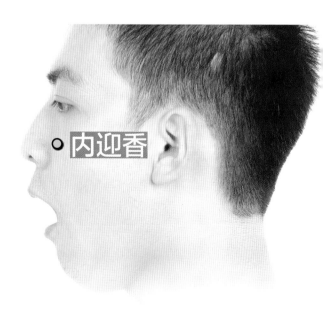

## 聚泉 ▶ 预防味觉减退

【主　治】清散风热, 祛邪开窍。主治咳嗽、哮喘、语言障碍、味觉减退。

【部　位】在口腔内, 舌背正中缝的中点处。

【快速取穴】正坐, 张口伸舌, 舌背正中缝的中点处即是。

【特效按摩】常用舌头向上唇内侧顶, 刺激聚泉, 可使口唇润泽, 舌体灵活, 维护口腔的正常功能。

## 海泉 ▶ 清除口腔炎症

【主　治】祛邪开窍, 生津止渴。主治口舌生疮、呕吐、腹泻、咽喉炎、糖尿病。

【部　位】在口腔内, 舌下系带中点处。

【快速取穴】正坐, 张口, 舌转卷向后方, 舌下系带中点处即是。

【特效按摩】常让舌头在口腔内活动, 刺激海泉, 可预防口角炎、口腔溃疡、牙龈炎等口腔疾病。

## 金津 ▶ 中暑昏迷可刺它

【主　治】清泻热邪, 生津止渴。主治口腔炎、咽喉炎、语言障碍、昏迷。

【部　位】在口腔内, 舌下系带左侧的静脉上。

【快速取穴】伸出舌头, 舌底面, 系带左侧的静脉上即是。

【特效按摩】常让舌头在口腔内活动, 刺激金津, 可使口唇润泽, 舌体灵活, 促进口腔疾病康复。

## 玉液 ▶ 预防口腔疾病

【主　治】清泻热邪, 生津止渴。主治口腔炎、咽喉炎、语言障碍、昏迷。

【部　位】在口腔内, 舌下系带右侧的静脉上。

【快速取穴】伸出舌头, 舌底面, 系带右侧的静脉上即是。

【特效按摩】常让舌头在口腔内活动, 刺激玉液, 可预防口腔疾病, 维护口腔正常生理功能。

## 翳明 ▶ 善治各种眼疾

【主　治】清泻热邪, 生津止渴。主治远视、近视、白内障、青光眼、耳鸣、头痛、眩晕、失眠、精神病。

【部　位】在项部, 翳风后1寸。(见251页)

【快速取穴】将耳垂向后按, 正对耳垂边缘凹陷处, 向后1横指处即是。

【特效按摩】用双手大拇指指尖分别按于同侧翳明, 适当用力按揉0.5~1分钟, 可很快缓解耳聋、耳鸣带来的不适症状。

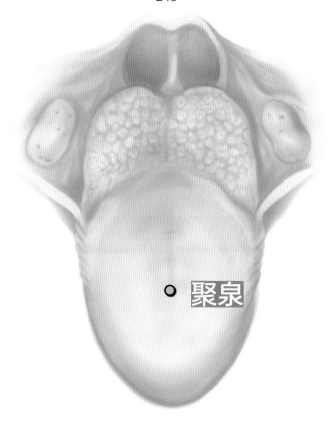

聚泉

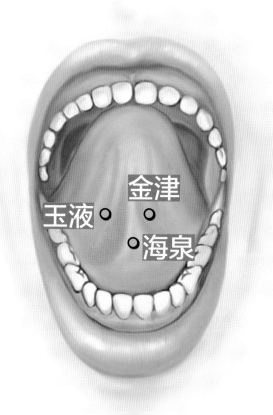

金津

玉液

海泉

## 颈百劳　颈肩不适的克星

【主　　治】延缓衰老。主治支气管炎、支气管哮喘、肺结核、颈椎病。

【部　　位】在颈部，第7颈椎棘突直上2寸，后正中线旁开1寸。

【快速取穴】低头，颈背交界椎骨高突处椎体，直上3横指，再旁开1横指处即是。

【特效按摩】用中指指指腹按压颈百劳，每次左右各按揉1~3分钟。可治疗支气管炎、颈椎病等疾病。

## 子宫　摆脱女人难言苦恼

【主　　治】调经理气，升提下陷。主治月经不调、子宫脱垂、盆腔炎、阑尾炎。

【部　　位】在下腹部，脐中下4寸，前正中线旁开3寸。

【快速取穴】耻骨联合中点上缘上1横指，旁开4横指处即是。

【特效按摩】用中指指腹垂直轻揉子宫，每次3~5分钟。可以治女子不孕、子宫脱垂、痛经、崩漏、月经不调等生殖系统疾病。

## 定喘　即刻缓解咳喘

【主　　治】止咳平喘，通宣理肺。主治支气管炎、支气管哮喘、百日咳、落枕。

【部　　位】在脊柱区，横平第7颈椎棘突下，后正中线旁开0.5寸。

【快速取穴】低头，颈背交界椎骨高突处椎体，椎体下旁开半横指处即是。

【特效按摩】哮喘不止时，点按定喘200次，有即时止喘的功效。

## 夹脊　保养全身脏腑

【主　　治】调节脏腑机能。主治心、肺、上肢疾病，肠胃疾病，腰、腹、下肢疾病。

【部　　位】在脊柱区，第1胸椎至第5腰椎棘突下两侧，后正中线旁开0.5寸，一侧17穴。

【快速取穴】低头，颈背交界椎骨高突处椎体，向下推共有17个椎体，旁开半横指处即是。

【特效按摩】经常捏脊，可强身健体，消除疲劳；夹脊穴分布在脊柱两侧，数量多，部位长，多用刮痧法治疗疾病。

## 胃脘下俞　治疗胰腺炎效果好

【主　　治】健脾和胃，理气止痛。主治胃炎、胰腺炎、支气管炎、肋间神经痛。

【部　　位】在背部，横平第8胸椎棘突下，后正中线旁开1.5寸。

【快速取穴】两侧肩胛下角连线与后正中线相交处向下推1个椎体，下缘旁开2横指处即是。

【特效按摩】胰腺炎患者经常按摩胃脘下俞，可收到良好的消炎、止痛效果。

翳明

颈百劳

定喘

胃脘下俞

夹脊

子宫

## 痞根　肝脾肿大就找它

【主　　治】健脾和胃，理气止痛。主治胃痉挛、胃炎、肝炎、肝脾肿大、肾下垂。

【部　　位】在腰部，横平第1腰椎棘突下，后正中线旁开3.5寸。

【快速取穴】肚脐水平线与后正中线交点向上推1个椎体，在其棘突下，旁开3.5寸处即是。

【特效按摩】经常用按摩槌敲打刺激痞根有利于维持和促进肝脾消化系统功能，可缓解由气血瘀滞引起的肝脾肿大。

## 下极俞　壮腰好帮手

【主　　治】强腰健肾。主治肾炎、遗尿、肠炎、腰肌劳损、阳痿、遗精。

【部　　位】在腰部，第3腰椎棘突下。

【快速取穴】两侧髂前上棘连线与脊柱交点向上推1个椎体，下缘凹陷处即是。

【特效按摩】每天用按摩槌敲打下极俞，可防治腰背酸痛、腰肌劳损、阳痿等症。

## 腰宜　对付生殖系统疾病有办法

【主　　治】强腰健肾。主治睾丸炎、遗尿、肾炎、腰肌劳损。

【部　　位】在腰部，横平第4腰椎棘突下，后正中线旁开约3寸凹陷中。

【快速取穴】俯卧，两侧髂前上棘连线与脊柱交点旁开4横指凹陷处即是。

【特效按摩】两手拇指按住两侧腰宜向下叩按，以小腹舒适为宜，可治睾丸炎、肾炎等生殖系统疾病。

## 腰眼　腰痛当然找腰眼

【主　　治】强腰健肾。主治腰痛、睾丸炎、遗尿、肾炎、腰肌劳损、妇科病。

【部　　位】在腰部，横平第4腰椎棘突下，后正中线旁开约3.5寸凹陷中。

【快速取穴】俯卧，两侧髂前上棘水平线与脊柱交点旁开约1横掌凹陷处即是。

【特效按摩】经常按揉推擦，可防治腰肌劳损；在腰眼附近刮痧，每次5分钟；或用艾条灸10~15分钟，可治遗尿、肾炎、带下等生殖系统疾病。

## 十七椎　胎位不正找它帮

【主　　治】强健骨骼。主治月经不调、胎位不正、腰骶部疼痛。

【部　　位】在腰部，当后正中线上，第5腰椎棘突下凹陷中。

【快速取穴】两侧髂前上棘水平线与脊柱交点向下推1个椎体，其棘突下即是。

【特效按摩】经常用中指指腹揉按十七椎，有利于腰部骨骼强健，预防骨关节疾病。

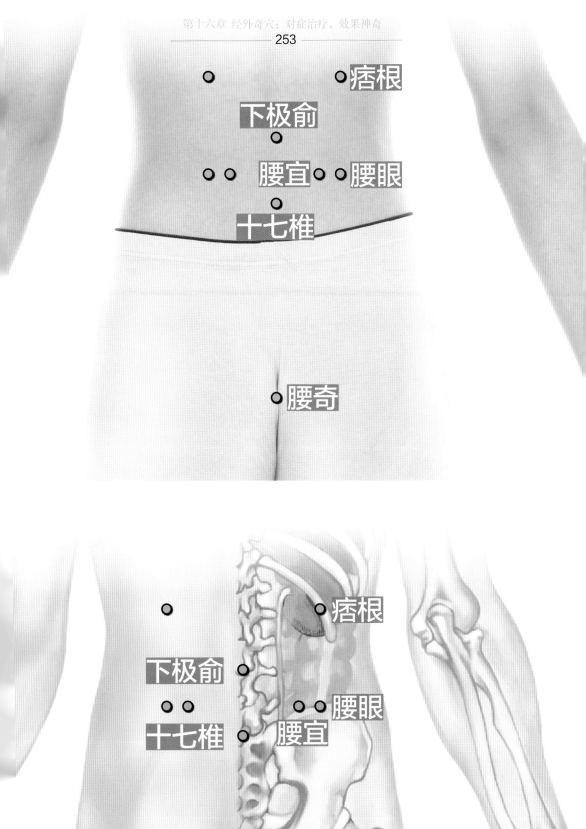

痞根

下极俞

腰宜　腰眼

十七椎

腰奇

痞根

下极俞

腰眼

腰宜

十七椎

腰奇

## 腰奇 治痔疮要穴

【主　　治】防痔疮，止便秘。主治癫痫、失眠、头痛、便秘、痔疮。

【部　　位】在骶部，尾骨端直上2寸，骶角之间凹陷中。（见253页）

【快速取穴】顺着脊柱向下触，尾骨端直上3横指凹陷处即是。

【特效按摩】双手向后，手掌心朝向背部，用中指指腹揉按腰奇，每次左右各揉按1~3分钟，可治痔疮、便血。

## 肘尖 治疗颈淋巴结核效果好

【主　　治】增强手臂关节灵活性。主治淋巴结核、痈疔疮疡。

【部　　位】在肘后部，尺骨鹰嘴的尖端。

【快速取穴】屈肘，摸到肘关节的最尖端处，即为此穴。

【特效按摩】气血亏虚引起的淋巴结核，手术治疗后，选用由黄精、何首乌、黄芪、蜂蜜等制成的益气养血膏外敷肘尖，有很好的疗效。

## 二白 痔疮脱肛找二白

【主　　治】调和气血，提肛消痔。主治前臂神经痛、胸胁痛、脱肛、痔疮。

【部　　位】在前臂前区，腕掌侧远端横纹上4寸，桡侧腕屈肌腱的两侧，一肢2穴。

【快速取穴】握拳，拇指侧一筋凸起，腕横纹直上6横指处与筋交点两侧即是。

【特效按摩】如厕时久蹲不下，感到疼痛难忍，揉揉二白，就能有效缓解疼痛。

## 中泉 治哮喘按中泉

【主　　治】强健肌肉。主治支气管炎、支气管哮喘、胃炎、肠炎。

【部　　位】在前臂后区，腕背侧远端横纹上，指总伸肌腱桡侧凹陷中。

【快速取穴】手用力稍屈，总伸肌健与腕背横纹交点靠拇指侧的凹陷处即是。

【特效按摩】经常用中指指腹揉按中泉，每次1~3分钟，可强健肌肉，并缓解支气管炎、哮喘。

## 中魁 治打嗝要穴

【主　　治】疏通经络，降逆和胃。主治反胃、呕吐、急性胃炎、贲门梗阻、鼻出血。

【部　　位】在手指，中指背面，近侧指间关节的中点处。

【快速取穴】中指背侧靠近心脏端的指骨间关节中点处即是。

【特效按摩】打嗝、呕吐时，用力压按中魁，能疏通经络，通调三焦之气，降逆和胃，打嗝很快就能停止。

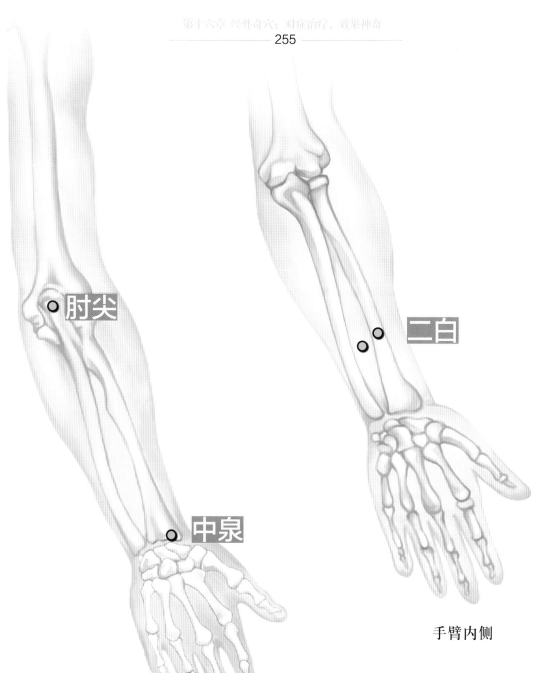

肘尖

二白

中泉

中魁

手臂内侧

手臂外侧

## 大骨空 ▶ 治目翳内障就靠大骨空

【主 治】退翳明目。主治目痛、结膜炎、白内障、急性胃肠炎。

【部 位】在手指，拇指背面，指间关节的中点处。

【快速取穴】抬臂俯掌，拇指指关节背侧横纹中点处即是。

【特效按摩】急性鼻出血、急性胃肠炎发作时，可用拇指指尖掐按大骨空。

## 小骨空 ▶ 治目赤肿痛就靠小骨空

【主 治】明目止痛。主治眼肿痛、咽喉炎、掌指关节痛、吐泻。

【部 位】在手指，小指背面，近侧指间关节的中点处。

【快速取穴】小指背侧第2指骨关节横纹中点处即是。

【特效按摩】治疗掌指关节痛，可用拇指指腹揉按小骨空。

## 腰痛点 ▶ 急性腰扭伤就点它

【主 治】舒筋通络，化瘀止痛。主治急性腰扭伤、头痛、目眩、耳鸣、气喘。

【部 位】在手背，第2、第3掌骨及第4、第5掌骨间，腕背侧远端横纹与掌指关节中点处，一侧2穴。

【快速取穴】手背第2、第3掌骨及第4、第5掌骨间，当掌骨长度中点处即是。

【特效按摩】针刺腰痛点治疗腰扭伤有奇效，针刺3~5分钟，腰就不痛了，甚至能行动自如，但必须由专业医师操作；掐按腰痛点1~2分钟，同样有效。

## 外劳宫 ▶ 落枕就找外劳宫

【主 治】通经活络，祛风止痛。主治颈椎病、落枕、偏头痛、咽喉炎、手背红肿。

【部 位】在手背，第2、第3掌骨间，掌指关节后0.5寸（指寸）凹陷中。

【快速取穴】手背第2、第3掌骨间，从掌指关节向后半横指处即是。

【特效按摩】用力按揉外劳宫50~100次，可缓解颈项疼痛。

## 八邪 ▶ 毒蛇咬伤急救穴

【主 治】祛风通络，清热解毒。主治手指关节疾病、手指麻木、手肿、头痛。

【部 位】在手背，第1~5指间，指蹼缘后方赤白肉际处，左右共8穴。

【快速取穴】手背，两手第1~5指间各手指根部之间，皮肤颜色深浅交界处即是。

【特效按摩】被毒蛇咬伤后手部肿大时，可分别针刺手指间的八邪，可加速排毒退肿。

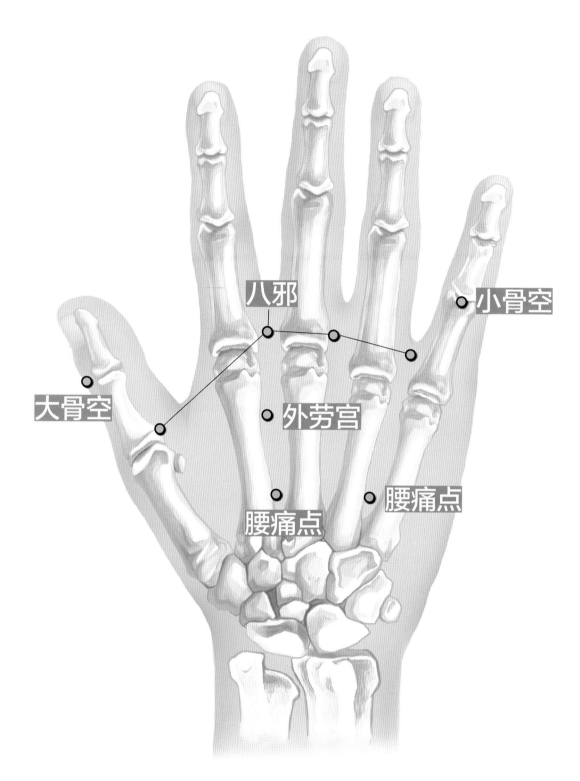

手背面

## 四缝　小儿食积不用愁

【主　　治】消食导滞，祛痰化积。主治百日咳、哮喘、小儿消化不良、肠蛔虫病。

【部　　位】在手指，第2~5指掌面的近侧指间关节横纹的中央，一手4穴。

【快速取穴】手掌侧，第2~5指近指关节中点。

【特效按摩】常用拇指和中指拿捏按小儿的四缝，可以改善小儿的消化不良状况，增强体质。

## 十宣　急救专家

【主　　治】清热开窍。主治昏迷、休克、急性胃肠炎、高血压。

【部　　位】在手指，十指尖端，距指甲游离缘0.1寸（指寸），左右共10穴。

【快速取穴】仰掌，十指微屈，手十指尖端，距指甲游离缘尖端0.1寸处即是。

【特效按摩】两手十指相对，一起活动手指，不仅可使手指更加灵活，对大脑也有保健作用；气急时，用指甲掐十宣。

## 髋骨　治膝关节炎就找它

【主　　治】强健腿部肌肉。主治腿痛、膝关节炎。

【部　　位】在股前区，当梁丘（见74页）两旁各1.5寸，一侧2穴。

【快速取穴】膝关节上，膝部正中骨头上缘正中凹陷处即是。

【特效按摩】经常用拇指指腹揉按髋骨，每次1~3分钟，可以强健腿部肌肉，预防腿部疾病。

## 鹤顶　治疗膝关节痛有特效

【主　　治】通利关节。主治膝关节炎、下肢无力、脑血管病后遗症。

【部　　位】在膝前区，髌底中点的上方凹陷处。

【快速取穴】正坐垂足，膝部正中骨头上缘正中凹陷处即是。

【特效按摩】常用指腹揉按鹤顶，每日3次，每次150下，可治疗膝关节痛。

## 百虫窝　皮肤瘙痒不怕了

【主　　治】祛风活血，驱虫止痒。主治荨麻疹、风疹、皮肤瘙痒症、湿疹、蛔虫病。

【部　　位】在股前区，髌底内侧端上3寸。

【快速取穴】屈膝，血海（见88页）上1横指处即是。

【特效按摩】用拇指指尖按揉百虫窝，每天早晚各1次，每次1~3分钟，可预防各种皮肤瘙痒性疾病。

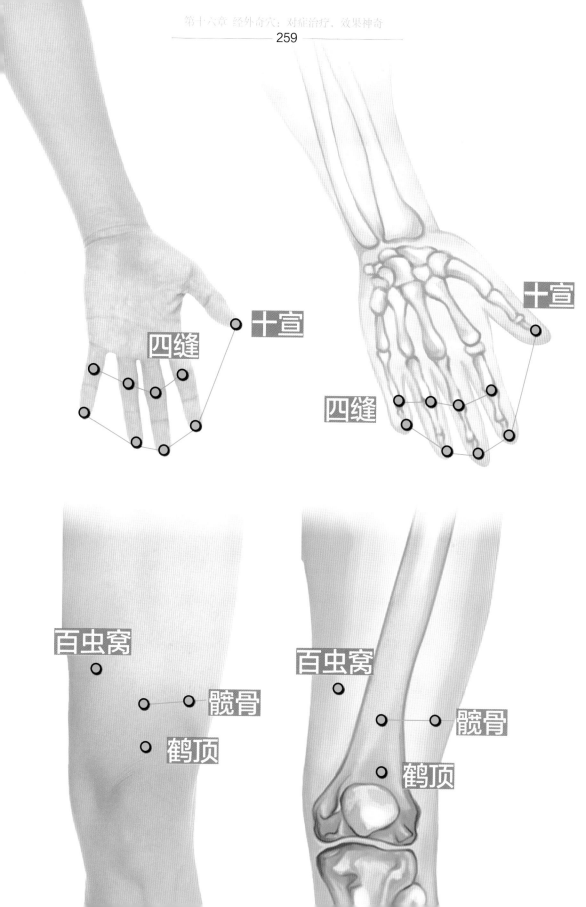

十宣

四缝

十宣

四缝

百虫窝

髋骨

鹤顶

百虫窝

髋骨

鹤顶

## 内膝眼 治疗膝关节炎有特效

【主　治】活血通络，疏利关节。主治各种原因所致的膝关节炎。

【部　位】在膝部，髌韧带内侧凹陷处的中央。

【快速取穴】在髌韧带两侧凹陷处。在内侧的称内膝眼。

【特效按摩】内膝眼主治膝关节炎、膝部神经痛或麻木等运动系统疾病，按摩时手法要轻一些，以免损伤皮肤。

## 外膝眼 缓解膝部肿痛

【主　治】活血通络，疏利关节。主治各种原因引起的下肢无力、膝关节炎。

【部　位】在髌韧带两侧凹陷处。在内侧的称内膝眼，在外侧的称外膝眼。

【快速取穴】坐位，微伸膝关节，膝盖下左右两个凹窝处即是。

【特效按摩】膝部肿痛时，只需揉按膝眼3~5分钟，疼痛就会大大减轻。

## 胆囊 胆道疾病找胆囊

【主　治】利胆通腑。主治急、慢性胆囊炎，胆结石，下肢瘫痪。

【部　位】在小腿外侧，腓骨小头直下2寸。

【快速取穴】小腿外侧上部，阳陵泉（见206页）直下2横指处即是。

【特效按摩】胆囊炎发作时，用拇指指腹点压胆囊100次，可收到良好的消炎、止痛效果。

## 阑尾 阑尾炎不用怕

【主　治】清热解毒，化瘀通腑。主治急、慢性阑尾炎，胃炎，下肢瘫痪。

【部　位】在小腿外侧，髌韧带外侧凹陷下5寸，胫骨前嵴外1横指。

【快速取穴】足三里（见76页）向下2横指处即是。

【特效按摩】阑尾发炎时，常在阑尾处出现明显压痛点，用拇指指腹点揉3~5分钟，可缓解疼痛。

## 外踝尖 脚气不妨揉揉它

　　外，外侧；踝，踝关节部；尖，骨之突出部。腓骨下端之膨大部叫外踝，其向外方之最突出点叫外踝尖，穴在其上，故名。

【主　治】舒筋活络。主治牙痛、腓肠肌痉挛、寒热脚气。

【部　位】在踝区，外踝的最凸起处。

【快速取穴】正坐垂足，外踝之最高点处即是。

【特效按摩】外踝尖善治各种原因引起的脚气，常用拇指指腹揉按，或用艾条对准外踝尖灸5~10分钟，有明显疗效。

手太阴肺经　手阳明大肠经　足阳明胃经　足太阴脾经　手少阴心经　手太阳小肠经　足太阳膀胱经　足少阴肾经　手厥阴心包经　手少阳三焦经　足少阳胆经　足厥阴肝经　任脉　督脉

经外奇穴

内膝眼

外膝眼

胆囊

阑尾

外踝尖

## 内踝尖 脚上功夫治牙痛

【主　治】舒筋活络。主治下牙痛、腓肠肌痉挛。
【部　位】踝区，内踝尖的最凸起处。
【快速取穴】正坐垂足，内踝之最高点处即是。
【特效按摩】下牙痛时，用拇指揉推内踝尖，或用艾条对准内踝尖灸5~10分钟，止痛作用明显。

## 八风 足部肿痛用八风

八，基数词；风，风寒之邪，致病因素之一。共8穴，在足5趾趾间，故名八风。

【主　治】祛风通络，清热解毒。主治头痛、牙痛、足部肿痛、趾痛、月经不调。
【部　位】在足背，第1~5趾间，趾蹼缘后方赤白肉际处，左右共8穴。
【快速取穴】足5趾各趾间缝纹头尽处即是。
【特效按摩】经常用手指点揉八风，可以促进足部血液循环，预防足部肿痛，维护脚的正常生理功能。

## 独阴 有效缓解心绞痛

独，1个；阴，阴阳之阴，下为阴。穴在足第2趾下面之第2趾关节横纹上，而足趾下面只有此1穴，故名独阴。

【主　治】调理冲任。主治小肠疝气、心绞痛、女人干呕、月经不调。
【部　位】在足底，第2趾的跖侧远端，趾间关节的中点。
【快速取穴】仰足，第2足趾掌面远端，趾关节横纹中点处即是。
【特效按摩】用手拿捏足部，以中指指腹揉按独阴，有酸胀感，每次3~5分钟，多用来治疗心绞痛、月经不调等症。

## 气端 中风急救用气端

气，经脉之气；端，趾端。足十趾端是经脉之气所出之处。穴在其上，故名。

【主　治】通络开窍。主治足背肿痛、足趾麻木、脑血管意外、中风。
【部　位】在足趾，十趾端的中央，距趾甲游离缘0.1寸（指寸），左右共10穴。
【快速取穴】正坐垂足，足十趾尖端趾甲游离尖端即是。
【特效按摩】中风、脑血管意外引起昏迷时，可用针刺其足趾的10个气端，有助于病人在短时间内苏醒。

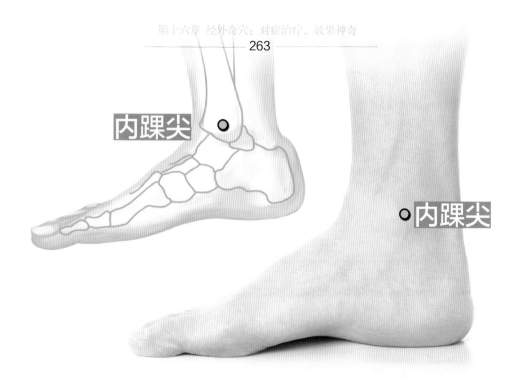

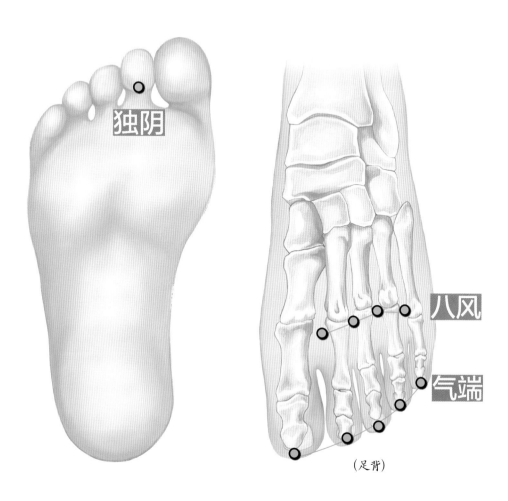

（足背）

# 附录

# 四季养生的12个特效穴位

| 季节 | 按摩方法 | 保健穴位 |
|---|---|---|
| 春季 | 肝气旺于春，故应以养肝为主。可每天按摩太冲 10~30 分钟 | |
| | 中医有"春夏养阳"之说，故应助阳气。双手拇指按压风池，每天轻按 10~30 分钟 | |
| | 气血生化有赖于脾胃，故养肝先健脾。每天按摩足三里 10~30 分钟，也可艾灸 | |
| 夏季 | 夏季火旺，与心功能相符，故应养心安神。可每天按摩百会 10~15 分钟 | |
| | 夏季多雨，暑湿之邪易阻滞经络，故应谨防湿邪。可每天按摩阴陵泉 10~15 分钟 | |
| | 夏季暑热邪盛，会伤人体阳气，故应护养阳气。可用食指点按印堂 | |
| 秋季 | 秋季尤以养肺阴为主，故应滋阴养肺。可每天按摩列缺 10~15 分钟 | |
| | 初秋温燥易侵袭人体，故应清燥祛热。可每天下午 1:00~3:00 按摩曲池 2 分钟 | |
| | 深秋凉燥易侵袭人体，故应润燥。可每天按摩合谷 | |
| 冬季 | "秋冬养阴"，应保养精气。可按摩中府，可充养肺阴 | |
| | 南方冬季寒湿较重，故应温阳化湿。可每天晚上按摩关元 5 分钟，然后喝一杯温开水 | |
| | 北方冬季寒冷中夹杂燥气，故应温阳防燥。可每天晚上泡脚后按揉太溪 5 分钟 | |

保健穴位插图标注：百会、印堂、风池、中府、列缺、合谷、曲池、（手背面）、关元、足三里、阴陵泉、太溪、太冲

# 调养五脏的10个特效穴位

| 五脏 | 按摩方法 | 保健穴位 |
|------|----------|----------|
| 心脏 | 用拇指直接按压，顺时针方向按摩心俞，每分钟 80 下，每天 2~3 次，可养心安神 | 肺俞　心俞　肝俞　脾俞　肾俞 |
| 心脏 | 内关是心神卫士。用左手按压右面穴位，按捏 10~15 分钟，每天 2~3 次；再用右手按压左面穴位，反复操作即可 | |
| 肝脏 | 用双手拇指分别按压双侧肝俞，做旋转运动，由轻到重至能耐受为止，每次 10~30 分钟，可清肝明目 | |
| 肝脏 | 当感到烦闷、焦虑甚至想发火时，可推按双侧太冲各 3 分钟，可清肝火、消怒气 | （手臂内侧）内关　太渊 |
| 脾脏 | 用两拇指按揉脾俞 1~3 分钟，可促进脾的运化功能 | 太冲　太白 |
| 脾脏 | 用拇指指腹点压太白，揉按 10 分钟，以有痛感为宜，每天 1~3 次，可健脾化湿 | |
| 肺脏 | 用手掌反复摩擦肺俞，或双手分推穴位，可很快缓解肺脏疾病 | |
| 肺脏 | 用拇指指腹用力点按太渊，使有酸胀感，并加以揉动，每穴按揉 3 分钟，可宣肺益气 | |
| 肾脏 | 用两手拇指点揉肾俞，使局部出现明显酸胀感为宜，可益肾固精，利腰髓 | 京门 |
| 肾脏 | 用指节揉按京门，稍稍用力，有痛感为宜，可补气益肾，利湿消肿 | |

# 九种体质的特效按摩

| 体质类型 | 按摩方法 | 保健穴位 |
|---|---|---|
| **阳虚体质**<br><br>表现为体凉、怕冷、四肢冰冷。特别是冬天，手冷过肘，足冷过膝，背部和腹部特别怕冷 | 用清艾条灸关元，通过关元进入肾和膀胱，温暖消散内里阴寒之气，补元气 | |
| | 温灸肾俞，温暖畅通的信息可直达肾脏；或用清艾条灸肾俞，每天3次，每次用掉1厘米艾条即可 | |
| **阴虚体质**<br><br>感觉身体里总有一个"小火苗"，容易干涩干枯，生内热上火 | 经常揉按太溪可滋补肾阴。用拇指指腹按摩，以有酸痛感为宜，每天3~5分钟 | |
| | 复溜在神经始发处附近，滋肾阴效果极好。可取0.5厘米见方胶布，中央放置一粒绿豆，贴于穴位上，刺激穴位 | |
| **气虚体质**<br><br>表现为气短，经常出长气，说话低声细语，有气无力 | 太渊为肺经原穴，补气效果极佳。把指甲剪平，用大拇指或食指掐按 | |
| | 肺经通过偏历联络大肠阳明之气。每天用大拇指轻轻按揉3~5分钟，切忌用力过重，以免泻掉身体阳气 | |
| **血瘀体质**<br><br>此种体质者很容易产生各种以疼痛为主要表现的疾病以及肿块 | 三阴交是改善血瘀体质、打通瘀阻的关键穴。可用刮痧、拔罐的方法治疗 | |
| | 委中对一切由血瘀体质造成的腰背疼痛或下肢痹痛效果颇佳。可在委中和最痛处拔罐，每次留罐5~8分钟 | |
| **气郁体质**<br><br>气郁的人经常郁闷、不高兴、生闷气、常叹气。另外，失眠、多梦也是气郁常见的症状 | 膻中为理气要穴。每次按摩1~3分钟，可调节全身气机，疏解胸中不畅 | |
| | 神阙即肚脐，又称"气舍"。每次按摩10~20分钟，力度适中 | |

| 体质类型 | 按摩方法 | 保健穴位 |
|---|---|---|
| 痰湿体质<br><br>此种体质易胖、体沉、汗出，要么汗太多，要么少汗无汗。另外皮肤经常油腻粗糙、易生痤疮 | 丰隆善于除湿化痰。每天用艾条灸1次丰隆，每次5分钟 | |
| | 太白是脾经经气的重要腧穴。用拇指指腹点压太白，揉按10分钟，以有痛感为宜，每天1~3次 | |
| 湿热体质<br><br>面色发黄、油腻，口干、口苦、口臭、汗味大，容易感染化脓，小便黄、味道大，烦躁易怒等 | 肝俞既可泻火又可养肝阴。双拇指分别按压双侧穴位，做旋转运动，由轻到重至能耐受为止，每次1~3分钟 | |
| | 胃俞与脾俞协同，有和胃降逆、健脾助运的功效。双手握拳，将拳背第2、第3掌指关节放于两穴上，适当用力按揉0.5~1分钟 | |
| 特禀体质<br><br>极易过敏。常常患有过敏性鼻炎、皮肤过敏、过敏性气喘等症 | 按摩关元可有效改善过敏性鼻炎 | |
| | 艾灸足三里能有效预防哮喘发作 | |
| 平和体质 | 不要过劳、透支体力，均衡饮食，顺应自然规律即可。常拍击身柱，可强身健体 | |

# 十四经脉腧穴及经外奇穴笔画索引

**图书在版编目（CIP）数据**

经络穴位按摩大全 / 查炜主编. —南京：江苏凤凰科学技术出版社，
2012.05（2023.10重印）
（汉竹·健康爱家系列）
ISBN 978-7-5345-9172-3

Ⅰ.①经… Ⅱ.①查… Ⅲ.①经络－穴位按压疗法 Ⅳ.①R224.1-64

中国版本图书馆CIP数据核字（2012）第015104号

凤凰汉竹

中国健康生活图书实力品牌

经络穴位按摩大全

| | |
|---|---|
| 主　　　编 | 查　炜 |
| 编　　著 | 汉竹 |
| 责 任 编 辑 | 刘玉锋　姚　远 |
| 特 邀 编 辑 | 尤竞爽　邓子娟　段亚珍 |
| 责 任 校 对 | 仲　敏 |
| 责 任 监 制 | 刘文洋 |

| | |
|---|---|
| 出 版 发 行 | 江苏凤凰科学技术出版社 |
| 出版社地址 | 南京市湖南路1号A楼，邮编：210009 |
| 出版社网址 | http://www.pspress.cn |
| 印　　　刷 | 合肥精艺印刷有限公司 |

| | |
|---|---|
| 开　　　本 | 720 mm×1 000 mm　1/16 |
| 印　　　张 | 17 |
| 字　　　数 | 260 000 |
| 版　　　次 | 2012年5月第1版 |
| 印　　　次 | 2023年10月第59次印刷 |

| | |
|---|---|
| 标 准 书 号 | ISBN 978-7-5345-9172-3 |
| 定　　　价 | 39.80元 |

图书如有印装质量问题，可向我社印务部调换。